Alimentos Chineses para Longevidade

壽老

A ARTE DA LONGA VIDA

Henry C. Lu

ROCA

Traduzido do Original
Chinese Foods for Longevity – The Art of Long Life

Published by Sterling Publishing Company, Inc.
ISBN: 0-8069-5830-8

ISBN: 85-7241-191-7

Tradução
Adriana Favano

Dados Internacionais de Catalogação na Publicação (CIP)
(Câmara Brasileira do Livro, SP, Brasil)

Lu, Henry C.
Alimentos chineses para longevidade : a arte da longa vida / Henry C. Lu ; |tradução Adriana Favano|. – São Paulo: Roca, 1997.

Título original: Chinese foods for longevity.
ISBN 85-7241-191-7

1. Dietoterapia 2. Longevidade 3. Medicina chinesa 4. Nutrição I. Título.

97-0292 CDD-613.2

Índices para catálogo sistemático:
1. Alimentos chineses para longevidade : Dietética 613.2
2. Longevidade : Alimentos chineses : Dietética 613.2

1997

EDITORA ROCA LTDA.
Rua Dr. Cesário Mota Jr., 73
CEP 01221-020 – São Paulo – SP
Tel.: (011) 221-8609 – FAX: (011) 220-8653

Impresso no Brasil
Printed in Brazil

Alimentos Chineses para Longevidade

A ARTE DA LONGA VIDA

Sobre o Autor

Dr. HENRY C. LU recebeu seu Ph.D da Universidade de Alberta, Edmonton, Canadá. Lecionou na Universidade de Alberta e de Calgary entre 1968 e 1971, e pratica medicina Chinesa desde 1972. Hoje, o Dr. LU leciona medicina Chinesa por correspondência. Seus alunos vivem em muitos países, incluindo os EUA, Canadá, Inglaterra, Austrália, Suécia, Itália, Alemanha, França, Nova Zelândia, Suíça, México e Japão.

O autor é mais conhecido por sua tradução do *Yellow Emperor's Classic of Internal Medicine* do Chinês para o Inglês, e pela Instituição Chinesa de Acupuntura e Herbologia que ele fundou em Vancouver e Vitória, Columbia Britânica, Canadá, pela instrução da Medicina Tradicional Chinesa. O Dr. LU mora em Surrey, Columbia Britânica, com sua mulher Janet, seu filho Albert e filha Magnus. Correspondências para Dr. LU devem ser enviadas para a "Academy of Oriental Heritage, P.O. Box 8066, Blaine, WA 98230, USA ou P.O. Box 35057, Station E, Vancouver, B.C. V6M 4G1, Canadá.

Alimentos Chineses para Longevidade

No Ocidente, as pessoas pensam em alimentos apenas como nutrição; quando ficam doentes voltam-se para o tratamento medicamentoso. Entretanto, na China, o alimento *é* medicamento. Não apenas fornece nutrição para a saúde, mas é usado para prevenir e tratar doença.

Este guia prático explica a tradição Chinesa consagrada pelo tempo de comer para saúde e longevidade, e mostra como alimentos familiares de seu supermercado ajudarão você a construir o seu sistema imune, a chave para a longa vida.

Marcas de preço e meios comprovados e não onerosos de tratar doenças "por excesso e por deficiência" preenchem todas as páginas. A série é espantosa, de tratamento de resfriado comum e hipertensão para doença cardíaca e câncer.

Dr. LU, autor do *Sistema Chinês de Curas Alimentares*, combina ambos comentários Oriental e Ocidental; tem um Ph.D. da notável Universidade de Alberta e é professor de Medicina Chinesa, lecionando em cursos para acupunturistas licenciados.

Trate a si mesmo com o guia valioso dele, suprido com informação que pode melhorar e até prolongar sua vida. Escrito de forma simples e de entendimento fácil pelas pessoas leigas, é um tesouro de informações confidenciais e segredos como se alimentar de maneira saudável.

Conteúdo

Prefácio

Porque algumas pessoas envelhecem melhor do que outras? Um artigo numa revista nacional bem conhecida relata gerontologistas modernos dizendo que emoções e atitudes afetam no envelhecimento da pessoa. Esta idéia certamente não seria uma novidade na China hoje, ou mesmo 10 séculos atrás para este problema, simplesmente porque entre os Chineses em geral e médicos Chineses da Medicina Tradicional em particular, é uma crença comum tida por certa . É interessante que nessa época de ciência moderna, as pesquisas dos Ocidentais têm apenas começado a descobrir o entendimento de longevidade convencional Chinesa. De acordo com esse entendimento, todos os fatores – incluindo psicológico, social e fisiológico – estão relacionados ao processo de envelhecimento, porque eles inevitavelmente afetam a função imunológica do corpo humano e o envelhecimento é uma função do sistema imunológico do organismo.

A função imunológica do organismo pode estar em deficiência ou em excesso; ambas, imunidade em deficiência e excesso irão encurtar a expectativa de vida. Portanto, a fim de viver uma longa vida, a chave é regular a função imunológica intensificando-a quando o organismo demonstra uma deficiência de imunidade e reduzindo-a quando o organismo demonstra-se com excesso de imunidade.

Deficiência de imunidade significa que o organismo está muito fraco para interceptar o ataque das doenças; quando isso ocorre, a função imunológica do organismo deve ser fortalecida. Excesso de imunidade significa que o organismo está reagindo, ou algumas vezes reagindo além, ao ataque de agentes estranhos; quando isso ocorre, a função imunológica do organismo deve ser reduzida. Até esse ponto, a ciência moderna e a sabedoria convencional Chinesa estão em concordância; suas discordâncias ocorrem sobre como a função imunológica seria fortalecida quando ela está em deficiência e como seria reduzida quando ela está em excesso.

No sistema nutricional do Ocidente há cinco tipos de nutrientes: carboidratos, proteínas, gorduras, vitaminas e minerais. A *nutrição* do Ocidente é boa para tratar doenças de deficiência, para intensificar a função imunológica do organismo para corrigir a deficiência imunológica. Por outro lado, a *medicina* Ocidental – na qual estão compreendidos a cirurgia, remédios e radiação – é boa para tratar doenças por excesso, para reduzir a função imunológica do organismo para corrigir o excesso de imunidade. Conseqüentemente, a nutrição Ocidental é benéfica no tratamento de doenças por deficiência, mas virtualmente irrelevante no tratamento de doenças por excesso, considerando que a medicina Ocidental é benéfica no tratamento de doenças por excesso, mas de pequeno valor no tratamento de doenças por deficiência.

Proveitosos como eles podem ser, os nutrientes Ocidentais são apenas o que os cientistas têm descoberto nos alimentos que são julgados benéficos no tratamento de doenças por deficiência. Se a história médica nos ensina alguma coisa por inteiro, é que o que os cientistas têm descoberto, é nada mais que uma fração do que precisa ser descoberto na nutrição humana; nada mais do que uma gota num balde. Há dúvidas se os cientistas continuarão a fazer novas descobertas, mas enquanto isso, pessoas precisam de um guia seguro nas suas buscas pela longevidade.

Desde o século III, os Chineses têm conhecido através da experiência como comer fígado para curar a cegueira noturna, alga marinha para curar bócio e arroz integral para curar beribéri, mas os cientistas Ocidentais não descobriram essas curas até o século XX quando várias vitaminas foram isoladas. Isso significa que no passado, a ciência tinha ficado para trás na sabedoria convencional Chinesa e a diferença ainda existe hoje, uma vez que a Chinesa conhece muitos tratamentos e curas que permanecem desconhecidos para os cientistas modernos. Os Chineses, por exemplo, descobriram através do tempo muitas categorias de alimentos benéficos no tratamento de doenças por deficiência, porque eles podem intensificar a função imunológica para corrigir a deficiência imunológica. Tais alimentos são chamados de "tônicos", e notavelmente tônicos energéticos, sangüíneos, *Yin*, *Yang*, pulmonar, hepático, coronário, estomacal e esplênico.

Além do mais, os Chineses têm descoberto também através da experiência que muitos alimentos são benéficos também no tratamento de doenças por excesso, porque podem reduzir a função imunológica do organismo para corrigir o excesso de imunidade. Eles são chamados de "alimentos para a regulação do meio interno do organismo" e alimentos notáveis na eliminação tóxica, umidade de calor, escarro e alimentos para promoção de energia e de circulação sangüínea.

Consumir alimentos Chineses para regular os meios internos do organismo para combater doenças por excesso é uma grande distância da cirurgia, remédios e radiação usados na medicina Ocidental. No combate das doenças, cirurgia, remédios e radiação repulsam o ataque de agentes estranhos e, ao mesmo tempo, suprimem a função imunológica do organismo; em outras palavras, eles lutam contra ambas, as doenças *e* o organismo. Os alimentos Chineses, ou ervas e Acupuntura para este problema, regulam o sistema interno, logo se torna desfavorável para agentes estranhos, conseqüentemente enfraquecendo o seu ataque. Depois do ataque de agentes estranhos ter sido abatido, o organismo não terá que reunir todas suas funções imunológicas para lutar contra a doença. Quando isso acontece, a imunidade excessiva do organismo, a qual é uma reação temporária para atacar os agentes estranhos, será reduzida e o equilíbrio imunológico do organismo será restaurado.

Em resumo, todas as teorias da medicina são motivo para provar na experiência humana. Ainda que os nutrientes Ocidentais tenham provado benefícios para o bem-estar, a teoria fundamental lhes é ainda jovem demais para ser provada promover a longevidade – e além disso, o proveito dos nutrientes é amplamente confinado às doenças por deficiência, não em excesso de outras. Quanto à medicina Ocidental, sua cirurgia, remédios e radiação são primariamente apontadas para controlar doenças, mas para viver muito tempo significa ser livre de tal controle e permanecer saudável sem ele. Ironicamente, uma condição importante de longevidade é não colocar-se sob o controle da medicina Ocidental, porque uma vez que as pessoas são forçadas a submeterem-se à terapia de cirurgia, radiação ou remédios, a probabilidade de ser capaz de viver uma longa vida é diminuída. Por exemplo, é duvidoso que uma pessoa terá longevidade depois de ser submetida a um transplante de um órgão ou quimioterapia ou ser submetido ao emprego de remédios hipertensivos permanentemente a fim de sobreviver. E ainda que doenças por deficiência desempenhem um importante papel no processo natural de envelhecimento, cirurgia, radiação e remédios são virtualmente incapazes de intensificar a função imunológica do organismo para corrigi-los.

A procura pela longevidade é como percorrer um longo caminho aonde nenhum atalho pode ser encontrado; a chave é seguir atrás de alguém que já passou pela trilha antes de você. A sabedoria Chinesa convencional com referência à longevidade desenvolveu-se através dos tempos e tem sido testada na experiência Chinesa por vários séculos. Os alimentos Chineses apresentados neste livro têm sido descobertos para serem efetivos em ambas as doenças por excesso ou por deficiência semelhantemente, e provados também para serem benéficos para a longevidade. Este livro é dedicado para aqueles que queiram se certificar de que alcançaram seus objetivos de viver uma saudável e longa vida.

GUIA DE EQUIVALENTES APROXIMADOS

Costumeiro				**Métrico**	
Onças (oz) Libras (lb)	*Xícaras*	*Colheres de sopa*	*Colheres de chá*	*Mililitros* (mL)	*Gramas (g) Quilogramas (kg)*
			¼	1	1g
			½	2	
			1	5	
			2	10	
½oz		1	3	15	15g
1oz		2	6	30	28g
2oz	¼	4	12	60	60g
4oz	½	8	24	125	120g
8oz	1	16	48	250	225g
1lb					450g
	4			1.000	
2,2lb					1kg

Mantenha em mente que esta não é uma conversão exata, mas geralmente pode ser usada para alimentos mensuráveis.

1 Remédios Alimentares Tradicionais Chineses – Introdução

Existe algo como alimento para longevidade que nós possamos comer em quantidades abundantes a fim de viver uma vida longa? Muitas pessoas, particularmente aquelas no Ocidente, têm o hábito de saltar de uma solução mágica para outra, mas infelizmente, nem tantos alimentos existem. A razão básica para isso é que as pessoas possuem constituições físicas diferentes e necessitam de alimentos diferentes a fim de permanecer em boa saúde ou estarem imunes às doenças. Entretanto, na seleção de alimentos em busca de sua longevidade, há um conceito fundamental que é proveitoso manter em mente: De qualquer modo uma alimentação conhecida contribui para a longevidade basicamente dependendo de qual dos dois o seu organismo necessita.

Em 1747, por exemplo, a bordo do *Salisbury*, um cirurgião naval de nome JAMES LIND selecionou alguns pacientes com escorbuto e deu-lhes limões e laranjas. Esses pacientes recuperaram-se em 6 dias, e os outros que não tinham consumido nenhum limão nem laranja não tiveram progresso. Os marinheiros estavam com deficiência de vitamina C, a qual provou benefícios a eles. Mas isso não significa necessariamente que o consumo de vitamina C em grandes quantidades é benéfica para todos nós; pelo contrário, isso pode ser prejudicial para muitos de nós, desde que não sejamos marinheiros e comamos limões e laranjas muito freqüentemente, se não todos os dias.

Se você é suscetível à dita hipertensão, deveria tentar comer aqueles alimentos que podem preveni-la ou abaixar a pressão sangüínea. Da mesma maneira, se está suscetível à hepatite (inflamação do fígado), deveria tentar comer aqueles alimentos que podem preveni-la. Muitos alimentos são bons para pessoas que são suscetíveis à hipertensão – assim como aipo, amendoim, alho, medusa (água-viva) e alga marinha. Similarmente, muitos alimentos são bons para pessoas suscetíveis à hepatite – assim como malte, vesícula biliar de porco, chá e gomo de cogumelos comuns.

Os alimentos apresentados neste livro são bons para a longevidade, não porque farão você viver uma longa vida se simplesmente consumi-los em enormes quantidades, mas porque são particularmente tendentes à longevidade por uma razão específica. Na discussão que segue, um número importante de alimentos é escolhido; muitos deles serão discutidos em maiores detalhes mais adiante.

Soja para Mais do que Proteína de Qualidade

A proteína é uma importante fonte de energia e de calor para o organismo, em qualidade, proteínas animais são melhores do que proteínas vegetais. Mas as proteínas animais possuem muitas outras substâncias consideradas nocivas para a saúde, assim como a gordura e o colesterol, particularmente quando são consumidas em quantidades excessivas. Sendo assim, estamos frente a um dilema: queremos proteínas de alta qualidade, mas não queremos as substâncias indesejáveis encontradas nas carnes.

Os feijões-de-soja podem resolver este dilema. Eles têm sido desenvolvidos por mais de 3.000 anos, e foram primeiro exportados para a Europa no século XVIII.

Em 1960, quando a China passou por uma severa recessão econômica com escassez crítica de alimentos, um número crescente de Chineses estavam sofrendo de edema (uma condição na qual os tecidos orgânicos retêm uma quantidade excessiva de líquidos). O governo Chinês começou a fornecer à população feijões-de-soja em grandes quantidades, a qual rapidamente conduziu sob controle essa doença muito difundida. Como os Chineses sabiam sobre o uso de feijões-de-soja para atenuar o edema? Os usos medicinais dos feijões-de-soja na China datam todo o caminho posterior ao século III a.C. quando o primeiro livro Chinês de ervas medicinais, intitulado *Coleção Auxiliar Agrícola de Ervas Medicinais*, foi publicado. Este clássico lista 365 ervas medicinais incluindo feijão-de-soja, demonstrando claramente a crença Chinesa de que os feijões-de-soja são muito importantes para a saúde, usado como alimento ou como erva.

Em um livro subseqüente de ervas medicinais, intitulado de *Records de Médicos Célebres*, publicado a cerca do fim da Dinastia Han (206 a.C. – 220 d.C.), ele diz: "Feijões-de-soja podem dispersar a retenção de líquidos em excesso nos tecidos." Esta afirmação, feita por um profissional herbanário, marcou o começo dos feijões-de-soja como um remédio para o edema. Então mais tarde, quando o maior herbanário na história Chinesa chamado SHI-CHEN LI (1518 – 1593) publicou seu célebre trabalho em 1578, intitulado *Um Resumo da Matéria Médica*, ele recomendou feijões-de-soja como um remédio efetivo para "doenças renais, retenção de água e envenenamento".

Como temos visto, os Chineses não apenas consideravam os feijões-de-soja como um alimento, mas também como uma erva capaz de curar muitas doenças. Além de curar edema, eles instituíram os feijões-de-soja para serem úteis no tratamento de resfriado comum, doenças de pele, beribéri, diarréia, toxemia gestacional (vários sintomas durante a gravidez, assim como vômito, atrofia aguda amarela hepática e deficiência renal), constipação habitual, anemia por deficiência de ferro e úlceras na perna. Poucos imaginam que há tão grande variedade de produtos de feijão-de-soja – coalhada de feijão (ou tofu) e broto de feijão-de-soja para polvilhar, coalhada de feijão seco e bebida de feijão – todos são considerados muito benéficos à saúde.

Um outro uso importante dos feijões-de-soja é o de promover a lactação. Fazendeiros Chineses sabem como aumentar a secreção de leite das vacas alimentando-as com leite de soja. E na China antiga, quando a vida era muito difícil, uma mãe que amamentava sabia como fritar feijões-de-soja até que fossem aromatizados e então vaporizados com nabo e gengibre fresco para comer nas refeições para promover secreção de leite. No século XX, sabemos que durante o período de lactação, a mãe precisa de cálcio adicional para compensar a sua perda de leite. Mas devemos lembrar que o uso de feijões-de-soja numa dieta para aumentar a secreção de leite nas mães que amamentam datam antes de mais de 1.000 anos atrás, quando nenhum cientista no Ocidente sabia sobre cálcio ou quaisquer outros nutrientes. Os feijões-de-soja são verdadeiramente um alimento rico em cálcio como os Chineses têm descoberto em tempos modernos, e isso mostra que a prática Chinesa antiga é compatível com esse princípio de nutrição moderna, mas de qualquer maneira 10 séculos a frente disso.

No Japão, o Dr. Y. TOYORA salienta que a maioria dos atletas Japoneses, ganhadores de medalhas de ouro nos Jogos Olímpicos, têm ingerido proteínas de soja como sua principal fonte de calor e energia. Ele também notou que trabalhadores Chineses demonstram níveis mais altos de energia e de resistência do que outros, o que pode ser atribuído ao seu consumo regular de feijões-de-soja e seus derivados. Mas existe alguma indicação de que os feijões-de-soja contribuem diretamente para a longevidade? Pesquisadores Japoneses conduziram uma experiência na qual as proteínas animais foram usadas para alimentar um grupo de animais laboratoriais, enquanto proteínas vegetais foram usadas para alimentar um outro grupo. Os resultados da experiência mostram que o primeiro grupo desenvolveu-se mais rápido mas com vida mais curta, e o segundo grupo desenvolveu-se mais lentamente mas viveu por mais tempo. E no seu livro, *Longevidade e Hábitos Alimentares,* o Professor KONDO SHOJI da Universidade de Tohoku, no Japão, tem salientado que de acordo com sua pesquisa, as regiões geográficas, nas quais os feijões-de-soja são produzidos, parecem ter uma porcentagem mais alta de pessoas com longevidade.

No presente, a maioria da população Chinesa que vive nas grandes cidades (particularmente aqueles com hipertensão, arteriosclerose, coronariopatias e diabetes) está completamente informada das vantagens dos feijões-de-soja em relação às carnes, e os feijões-de-soja têm se tornado um dos alimentos essenciais nas suas dietas.

A seguir o valor alimentar de 100g de feijões-de-soja: proteína, 36,3g; gordura, 18,4g; carboidratos, 25,3g; calorias, 412; fibra, 5,0g; cálcio, 564mg; fósforo, 571mg; ferro, 11mg; carotino, 0,40mg; vitamina B_1, 0,79mg; vitamina B_2, 0,25mg; ácido nicotínico, 2,5mg; e água, 10,2g.

A vitamina C não é encontrada nos feijões-de-soja, mas 100g de broto de feijão-de-soja contém 5mg de vitamina C, e o óleo de feijão-de-soja contém vitamina E. O valor alimentar dos feijões-de-soja é comparável ao das carnes, razão pela qual os Chineses chamarem os feijões-de-soja de "carnes vegetais". De acordo com um pesquisador Chinês, 1 libra de feijão-de-soja contém tanta proteína quanto 2 libras de carne magra, 3 libras de ovos ou 12 libras de leite de vaca. Além disso, uma refeição média exige um fornecimento diário de 12mg de ferro, o qual pode ser fornecido através de 100g de feijões-de-soja. Alguns feijões-de-soja relatadamente contêm até 50mg de ferro, esse é o porquê de serem usados para o tratamento de anemia por deficiência de ferro.

Não há dúvida de que o valor nutricional maior dos feijões-de-soja como julgado pelo ponto de vista da nutrição Ocidental tem a fazer com ambas quantidade e qualidade da proteína que eles contêm. Tenho mencionado que os feijões-de-soja contêm mais proteína do que a carne magra ou o leite de vaca, mas e sobre a sua qualidade? Primeiro de tudo, o valor biológico (a proporção de nitrogênio retida pelo organismo) da proteína do feijão-de-soja é muito próximo àquele da proteína da carne, e os aminoácidos do feijão-de-soja são muito parecidos com aqueles da proteína animal. A qualidade da proteína do feijão-de-soja igualar-se-á àquela dos ovos ou leite de vaca quando uma pequena quantidade de ovos e carne é adicionada aos feijões-de-soja para o consumo nas refeições.

Em termos de gordura, os feijões-de-soja possuem uma quantidade abundante de ácidos graxos insaturados, os quais são facilmente digeridos e absorvidos. Além disso, os feijões-de-soja também contêm um ácido graxo essencial, chamado de ácido linoléico, o qual não pode ser sintetizado no organismo e deve ser fornecido através dos alimentos. Por estas razões, as gorduras nos feijões-de-soja são consideradas gorduras de qualidade.

Se não fosse pelos numerosos efeitos nocivos dos alimentos de origem animal, os feijões-de-soja não teriam se tornado um alimento tão importante na sociedade moderna. Pessoas nas nações desenvolvidas têm consumido alimentos de origem animal em grandes quantidades com resultados que são chamados de "doenças da civilização" – incluindo obesidade, hipertensão, arteriosclerose (endurecimento dos vasos sangüíneos) e coronariopatias – têm aumentado dramaticamente. Estas doenças têm sido descobertas para serem particularmente relacionadas ao consumo de carne, ovos e leite (alimentos primários consumidos nas nações desenvolvidas). Os efeitos nocivos dos alimentos de origem animal são geralmente atribuídos aos altos níveis de colesterol neles contidos. Os feijões-de-soja, por outro lado, não contêm colesterol e as gorduras neles contidas são gorduras insaturadas com ácidos graxos essenciais, os quais podem abaixar o nível de colesterol no sangue e com isso minimizar suas chances de desenvolver doenças comumente atribuídas à ingestão de alimentos de origem animal. Poucas décadas atrás, os Chineses costumavam recomendar o consumo regular de feijões-de-soja primeiramente porque eles custavam muito menos do que alimentos de origem animal ainda que eles tenham qualidade muito alta de proteínas e gorduras, mas hoje eles têm começado a ver as várias vantagens nítidas de se comer feijões-de-soja além de razões puramente econômicas.

Tofu

Além dos feijões-de-soja, existem alguns produtos de soja que são ainda mais proveitosos para o consumo regular e para promover uma boa saúde; tal como produtos incluindo coalhada de feijão (tofu), bebida de feijão e óleo de soja. O tofu tem sido um alimento muito popular entre a população Chinesa por tempo imemorável. Acredita-se que a produção de tofu na China data posterior de mais de 2.000 anos atrás. Os Chineses têm muito orgulho disto e consideram como uma grande invenção na história da China. O tofu, o qual é hoje um elemento básico da reserva alimentar saudável moderna, não era utilizado na América do Norte duas décadas atrás.

Para produzir tofu a partir dos feijões-de-soja, o primeiro passo é embeber os feijões-de-soja por aproximadamente um dia (por menos tempo no verão) e então esmagá-los até se tornarem pó. Depois, adicione água à massa de feijão-de-soja e leva para o ponto de ebulição, o que a tornará em uma bebida de feijão. Adicione alguns coagulantes para separar os feijões da água, isso lhe dará nata de tofu. Quando as natas de tofu forem espremidas e tiverem tomado forma, elas se tornam tofu. O tofu pode ser processado para tornar-se uma variedade de produtos de feijão-de-soja – tal como seco, fatiado e talharim de tofu. O coagulante usado na produção de tofu é principalmente o gesso, o qual é um mineral muito comum que contém sulfato de cálcio hidratado, isso é que faz o tofu ser um alimento rico em cálcio.

Do ponto de vista da Medicina Chinesa, o tofu possui três funções básicas: 1. pode aumentar a energia corpórea para tornar o organismo mais forte; 2. pode produzir líquidos e lubrificar o sistema; e 3. pode refrescar o organismo, o que é benéfico para muitos tipos de doenças de pele. Além disso, o tofu pode ser fervido com vinagre para ser comido com a sopa para alívio dos períodos de diarréia. O tofu também é bom para muitas "doenças de calor", incluindo febre, resfriado comum, inflamações e dificuldades urinárias.

Bebida de Feijão

A bebida de feijão é um outro produto de soja importante que é muito popular na China, tão popular quanto o leite no Ocidente. Freqüentemente recomendado como leite de soja, a bebida de feijão é amplamente usada pela população Chinesa no café da manhã, do mesmo modo como muitas pessoas Ocidentais bebem leite toda manhã. Uma importante vantagem da bebida de feijão sobre o leite é que ela pode ser consumida por todo mundo - adultos e crianças, pessoas saudáveis e pacientes - considerando que muitas pessoas possuem uma intolerância ao leite.

A quantidade de proteína na bebida de soja é aproximadamente a mesma daquela quantidade do leite, mas a qualidade da proteína é levemente menor. A bebida de soja contém menos gordura que o leite porém mais ácidos graxos insaturados. Além do mais, 250g de leite contém 33mg de colesterol, mas a bebida de soja não o contém. O leite tem mais vitaminas do que a bebida de soja, e em termos de minerais, o leite contém mais cálcio, mas a bebida de soja contém mais ferro. Normalmente, uma família Chinesa de consciência saudável misturará bebida de soja com ovos ou leite para fornecer nutrientes ausentes. Entretanto, a bebida de soja é muito refrescante e ajustável, esse é o porquê dela não ser recomendada para aqueles com úlceras gastroduodenais, enterite crônica (inflamação dos intestinos) e diarréia crônica.

Brotos de Soja

Se você emergir feijões-de-soja em água e manter em temperatura adequada, eles irão absorver a água e gradualmente germinarão; então dentro de 4 a 5 dias, tornar-se-ão brotos de soja prontos para serem consumidos como vegetais. Os brotos de soja guardam todos os nutrientes dos feijões-de-soja, apenas um degrau abaixo, mas cada 100g de broto de soja contém 5mg de vitamina C, a qual não está presente nos feijões-de-soja, e os brotos de soja também são ricos em fibra. Entretanto, os Chineses chegam ao ponto desejado de consumir brotos de feijão-de-soja no inverno como sua fonte de vitamina C quando a maior parte dos outros vegetais não é acessível. Além disso, os brotos de soja podem ser produzidos dentro de casa, fazendo deles úteis para os marinheiros e para aqueles que vivem em climas frios já que pode ser difícil desenvolver outros vegetais como uma fonte de vitamina C.

Tradicionalmente, os brotos de soja eram usados para limpar toxinas nos pulmões e suprimir a produção de escarro no organismo. Quando os pacientes tossem com abundância de expulsão mucosa que revela-se pegajoso e amarelado, um médico Chinês aconselhar-los-á a ferver 4 a 5 libras de brotos de soja em água abundante acima de calor elevado por 4 a 5h, e então comer a sopa e os brotos, os quais devem aliviar os sintomas rápida e efetivamente. De fato, os brotos de soja são considerados bons para quaisquer sintomas classificados como "quentes e secos", como lábios secos, boca rachada, tumores, garganta irritada, dor nas costelas e peito e dificuldade em urinar. Os brotos de soja são um excelente diurético e podem ser usados para corrigir vários distúrbios da micção, tanto quanto dor ou sensação de queimação durante a micção e dificuldade na passagem da urina.

Inhames Chineses, Batatas-doces e Grãos não Polidos para Fluidos *Yin* Protegerem o Organismo

O *Yin* e o *Yang* são os dois princípios complementares da filosofia Chinesa. O *Yin* é negativo, escuro e feminino; o *Yang* é positivo, brilhante e masculino. A interação destes princípios é cogitada em manter a harmonia do universo. A teoria do *Yin* e do *Yang* também é fundamental para a Medicina Tradicional Chinesa.

Os inhames Chineses e batatas-doces são as fontes primárias de líquidos pegajosos para o organismo, e tais líquidos pegajosos são as mais preciosas energias *Yin* no organismo, de acordo com a Medicina Chinesa. Quando o organismo necessita de energia *Yin*, é chamado de deficiência *Yin*, a qual pode causar uma ampla série de sintomas e doenças. A deficiência *Yin* é conhecida por causar particularmente doenças consuntivas, como a tuberculose, mas isso também causa outros distúrbios, tais como hipertireoidismo, insônia, fadiga, transpiração excessiva, suor noturno e constipação. Em resumo, doenças caracterizadas por perda de peso e perda de resistência são mais prováveis devido à deficiência *Yin*, deste modo, pacientes com tais doenças deveriam consumir mais alimentos que possam aumentar a energia *Yin* no organismo.

Tome o hipertireoidismo como um exemplo. É uma condição de secreção excessiva da glândula tireóide. Pacientes com hipertireoidismo podem aumentar o seu consumo por alimentos, mas ainda mantêm a perda de energia e peso. Como somos responsáveis por esse fenômeno? Normalmente, quando pessoas comem mais alimentos, ganham peso e aumentam suas energias proporcionalmente, mas o que acontece a pacientes com hipertireoidismo parece correr contra esta regra geral. A razão fundamental é que há um armazenamento de energia *Yin* nos seus organismos que cria um equilíbrio entre as suas energias *Yin* e *Yang*. A energia *Yin* alimenta o organismo a salvar a sua energia, ao passo que a energia *Yang* usa o organismo e gasta a sua energia. Entretanto, quando a energia *Yin* está em suprimento pequeno, a energia *Yang* estará em excesso, fazendo com que estes pacientes mantenham a perda de energia e o peso do organismo a despeito de consumir alimentos nutritivos em grandes quantidades.

Alguns médicos tendem a tratar a hipertensão com doses elevadas de iodo; mas, de acordo com o Colégio Shangai de Medicina Chinesa, doses elevadas de iodo não farão o trabalho porque o iodo pode meramente inibir a liberação da tiroxina (um hormônio principal da tireóide) mas não inibe a sua síntese. Uma fórmula herbal tradicional Chinesa que tem provado muita efetividade no tratamento de hipertireoidismo contém duas categorias de ingredientes: alimentos ricos em iodo, tais como alga marinha e cinzas de algas marinhas que se extrai iodo e alimentos e ervas ricos em líquidos *Yin*.

Ao contrário da água que flui rapidamente, a energia *Yin* consiste de líquidos viscosos e pegajosos que circulam por todo o corpo vagarosamente desempenhando um número representativo de funções. Muitas das partes do corpo são recobertas de membranas preenchidas com líquidos viscosos – da boca para o esôfago, estômago, intestino delgado, reto e ânus, que é o trato digestivo – e do nariz à garganta, traquéia e brônquios, os quais pertencem ao sistema respiratório. Tais líquidos viscosos servem para proteger diferentes partes do organismo de infecções lubrificando-as constantemente do mesmo modo que o óleo lubrifica uma engrenagem de automóvel. Se nós compararmos o corpo humano a um automóvel, então a energia *Yang* pode ser comparada a um gás, o qual é expelido rapidamente, e a energia *Yin* ao óleo, o qual lubrifica lentamente diferentes partes do automóvel. Assim como o gás é consumido rapidamente em um automóvel, deste modo é a energia *Yin* no organismo. Quando os líquidos viscosos estão em suprimento pequeno, as partes do organismo afetadas se tornarão mais suscetíveis à infecção, inflamação e ao câncer. Nenhum outro alimento parece ser hábil para suprir o organismo com os líquidos viscosos tão efetivamente como os inhames Chineses, batatas-doces e grãos não polidos.

Líquidos viscosos também servem para reter a elasticidade das paredes dos vasos sangüíneos, lubrificar as juntas e cavidades, prevenir a degeneração atrófica dos tecidos conjuntivos no fígado e nos rins e resistir ao ataque de doenças relacionadas ao armazenamento de líquidos viscosos. Quando um automóvel expele óleo, o seu motor esquentar-se-á, e isso é precisamente o que acontece no organismo. Quando alguém bebe água de maneira contínua e ainda sente sede, como muitos diabéticos fazem, é porque a energia *Yin* nos seus pulmões está inadequada. O consumo de água em grandes quantidades não ajudará, entretanto, a água será consumida devido ao calor excessivo nos seus pulmões. Da mesma maneira, quando uma pessoa come e ainda sente fome, como muitos diabéticos fazem, isso é devido à falta de energia *Yin* no estômago; e consumir alimento em amplas quantidades não ajudará, porque o alimento será digerido pelo calor excessivo no seu estômago. Necessários são os líquidos viscosos para serem supridos por alimentos apropriados, assim como inhames Chineses, batatas-doces e grãos não polidos.

Dr. T. KAWABARA da Universidade de Odontologia de Tokyo tem salientado que do ponto de vista anatômico, líquidos viscosos são ingredientes importantes nas funções das cavidades pleural e articular, no revestimento do tendão, ligamentos, ossos e discos espinhais. O organismo sucumbirá logo que os líquidos viscosos esgotarem-se naquelas regiões. Apenas imagine as partes de um automóvel que serão afetadas se ficar sem óleo. Entretanto, mantenha em mente que líquidos viscosos não se referem a gorduras no organismo. Ainda que as gorduras formem uma parte integral da membrana celular, não circulam para lubrificar partes variadas do organismo como os líquidos viscosos o fazem. Foi mencionado que um campeão Japonês de levantamento de peso nos Jogos Olímpicos consome 500g de salada e grandes quantidades de feijões-de-soja, inhames Chineses e batatas-doces, diariamente. Poucos imaginavam que se tornaria um campeão com apenas 1,55m (5 pés) de altura e 60kg (132 libras) de peso. Um pesquisador Japonês em longevidade lamentou: "Desde que a população Japonesa mudou rapidamente seus hábitos alimentares tradicionais em favor do estilo de vida dos Ocidentais e desde que as crianças Japonesas passaram a se alimentar mais de leite, queijo, carnes e ovos, ao invés de comidas Japonesas tradicionais, muitos povoados de longevidade no passado têm gradualmente se tornado um povoado de pessoas de vida breve."

Inhame Chinês

O inhame Chinês é tradicionalmente usado igualmente como erva e como alimento, e principalmente serve para aumentar a energia *Yin* no organismo. Quatro órgãos internos podem se beneficiar com o inhame

Chinês: pulmões, baço, pâncreas e rins. Esse é o porquê o inhame Chinês é com freqüência muito usado para tratar tuberculose pulmonar, fadiga e doenças associadas com baço, pâncreas e rins.

Vários distúrbios – incluindo diarréia, ejaculação precoce e diabetes – são normalmente tratados com inhame Chinês, com bons resultados. Por que os inhames são capazes de parar a diarréia? A razão é que a energia *Yin* se move lentamente, e diarréia significa movimentos intestinais rápidos que deveriam ser retardados – e inhames, os quais estão cheios de energia *Yin*, podem melhorar o retardamento dos movimentos do intestino. O mesmo raciocínio mantém-se verdadeiro para a ejaculação precoce, a qual significa movimentos rápidos dos líquidos seminais da uretra masculina, e os inhames podem retardá-los devido à sua natureza *Yin*.

Há modos diferentes de cozinhar o inhame Chinês. Para diarréia crônica, pegue 60g de inhame e esmague-os até formar um fino pó, adicione um copo de pó de arroz glutinoso e mexa cuidadosamente; adicione 4 colheres de chá de açúcar branco ao pó, forme bolas e ferva em água até que se tornem grudentos; coma no café da manhã regularmente. Para curar tosse crônica e asma, particularmente com eliminação de muco, esmague 100g de inhame fresco e mexa com um copo de caldo de cana; amorne e beba em duas doses em um dia.

Talvez a mais importante função do inhame na Medicina Tradicional Chinesa seja tratar diabetes fervendo 120g de inhame em água para consumo diário ou, alternativamente, também podem ser misturados com outros alimentos para fazer uma comida, ou outras ervas para fazer uma fórmula herbal. Um químico Chinês chamado WU YUN CHU, que deu início à fábrica de produção de glutamato monossódico em Shanghai, sofria há muitos anos de diabetes melito (um distúrbio metabólico de carboidrato devido à deficiência de insulina, de acordo com a Medicina Ocidental, mas devido à deficiência *Yin* nos rins, de acordo com a Medicina Chinesa) e foi tratado com injeções de insulina sem sucesso. Subseqüentemente, um médico da Medicina Tradicional Chinesa deu a ele uma fórmula herbal que continha dois ingredientes, um dos quais era o inhame Chinês. Sendo um químico, WU YUN-CHU pegou os dois ingredientes separadamente sem misturá-los, o primeiro não produziu nenhuma mudança na sua urina depois de uma semana de consumo, então providenciou o segundo ingrediente, que era o inhame Chinês, depois de tomá-lo por um período de tempo, testou a sua urina e descobriu que o açúcar tinha sido consideravelmente reduzido. Subseqüentemente, descobriu que tinha se recuperado completamente da diabetes tomando inhame Chinês.

A seguir o valor alimentar de 100g de inhame Chinês: proteína, 1,9g; gordura, 0,1g; carboidratos, 19,9g; calorias, 88; fibra, 0,4g; cálcio, 44mg; fósforo, 50mg; e ferro, 1,1mg.

Batatas-doces

De acordo com um livro Chinês, "marinheiros freqüentemente gozavam de longevidade, porque não comiam nenhum outro grão exceto batatas-doces." Batatas-doces são particularmente boas para o baço, pâncreas e rins, e freqüentemente são usadas para tratar constipação crônica, icterícia e diarréia com sangue nas fezes. Pode parecer estranho que o mesmo alimento possa ser usado para tratar igualmente constipação e diarréia, as quais são dois sintomas contrários. Entretanto, batatas-doces podem tratar a constipação porque são repletas de energia *Yin*, a qual pode lubrificar o intestino – e quando este está lubrificado, movimentos intestinais ocorrerão; e são particularmente boas para constipação devido à secura do intestino grosso. Batatas-doces e inhame Chinês são efetivos para diarréia pela mesma razão.

Na Medicina Tradicional Chinesa, muitas ervas são igualmente boas para dois sintomas aparentemente contrários. Por exemplo, uma erva pode ser boa para hipertensão e hipotensão ao mesmo tempo. Isto ocorre porque ervas são usadas para regular as condições do organismo, e regular meios de aumentar alguma coisa que está muito lenta e diminuir alguma coisa que está muito alta.

Batatas-doces contêm abundância de caroteno, o qual é o precursor da vitamina A. O caroteno é armazenado no fígado, aonde é convertido em vitamina A, isso se deve as batatas-doces serem boas para cegueira noturna, que também pode ser tratada com suas folhas macias. Ferva 60 a 90g de folhas em água com 120g de fígado de carneiro para ser consumido por 2 a 3 dias consecutivos como tratamento. Folhas de batata-doce são ditas conter um ingrediente semelhante à insulina e, quando injetado, é duplamente tão eficaz quanto uma administração oral. Como remédio, para desfazer-se do sangue nas fezes, folhas de batatas-doces podem ser fervidas em água, coada e então misturada com mel; para diabetes e icterícia, ferva algumas folhas secas de batatas-doces em água e então adicione tempero; para alívio da constipação, frite 250g de folhas de batata-doce com óleo e sal, e consuma uma dose por dia.

A seguir o valor alimentar de 100g de batatas-doces: proteína, 0,9g; gordura, 0,2g; carboidratos, 24g; calorias 101; fibra, 0,5g; cálcio, 77mg; caroteno, 0,04mg; e ácido nicotínico, 0,5mg.

Grãos Não Polidos

Há uma estória Chinesa sobre uma garotinha que fora vendida para uma outra família, a fim de tornar-se a futura esposa de um dos filhos, a qual era uma prática comum na China antes do século XVIII. Infelizmente, como isso revelou-se, nenhum dos membros da família gostou dela; logo, na hora das refeições, todos comiam grãos refinados exceto a garotinha a quem era apenas permitido comer grãos não polidos. Não muito depois, todos os membros da família sofreram de doenças por deficiência de vitamina B – tal como diarréia, estomatite e indigestão – exceto a garotinha. Esta é uma simples estória que ilustra como grãos não polidos são mais nutritivos do que os refinados.

Em 1886, um fisiologista Holandês chamado CHRISTIAN EIJKMAN (1858 – 1930) observou muitos prisioneiros nas cadeias da Indonésia desenvolvendo beribéri (uma doença caracterizada pela dor e inchação dos membros) devido a um consumo regular e alto de arroz refinado. Subseqüentemente, ele descobriu que o beribéri e a neurite múltipla são causados pela deficiência de vitamina B_1, e por esta descoberta lhe foi conferido um prêmio Nobel. Daquele tempo em diante, nutricionistas têm atribuído grande importância em se comer grãos não polidos como uma importante fonte de vitamina B.

Tradicionalmente, os Chineses comem grãos não polidos como tônicos *Yin* para tratar deficiência *Yin* no organismo. Tônicos *Yin* são efetivos para o tratamento de tais sintomas como transpiração excessiva, suor noturno, diarréia, diabetes e outros distúrbios devido à deficiência *Yin*.

De acordo com uma estória que tem circulado amplamente entre os Chineses, durante a Segunda Guerra Mundial os soldados comunistas Chineses demonstraram grande resistência quando estavam guerrilhando contra os Japoneses; mas após terem marchado para as grandes cidades para celebrar suas vitórias sobre os Japoneses, começaram a enfraquecer consideravelmente. Isto foi subseqüentemente atribuído ao fato de que quando os soldados esconderam-se nas montanhas para lutar contra os Japoneses, tinham virtualmente nada mais para comer exceto grãos não polidos; mas logo que se deslocaram para as grandes cidades das montanhas, começaram a gozar do luxo dos grãos refinados e, conseqüentemente, perderam muito de sua resistência.

Entretanto, o valor alimentar dos grãos não polidos é hoje considerado melhor que aqueles da vitamina B devido a recente descoberta de que muitos outros distúrbios podem ser tratados pelo consumo de grãos não polidos. Por exemplo, grãos não polidos são alimentos ricos em fibras, as quais são notadas por reduzir o risco de câncer de cólon. Muitos cientistas têm descoberto que aqueles que não consumiram alimentos ricos em fibra estão muitas vezes mais suscetíveis ao câncer de cólon do que aqueles que regularmente os consumiam. Os cientistas ponderaram que a deficiência de fibra retardará a passagem de alimentos nos intestinos e causará constipação crônica, a qual, por sua vez, produzirá uma toxina que pode causar câncer de cólon.

Grãos não polidos também são bons para diabetes e pressão sangüínea alta, de acordo com pesquisas modernas. Por exemplo, em estudo conduzido na China entre 1961 e 1962, foi descoberto que entre 13 diabéticos tratados com farelo de trigo, o açúcar no sangue deles foi significativamente reduzido em todos os casos, e alguns sintomas de neurite associada a diabetes desapareceram. Em um experimento relatado no jornal médico Chinês em 1974, foram dados a animais de laboratório farelo de trigo e outros grãos não polidos para certificar-se que a dieta deles continha fibra suficiente; descobriu-se que o nível de colesterol nestes animais foi consideravelmente diminuído, apesar deles também estarem em uma dieta rica em gordura durante o experimento.

Atualmente há concordância geral entre os cientistas Chineses de que um alto consumo de grãos não polidos não irá apenas melhorar a eliminação, a qual é importante na prevenção de câncer de cólon, mas também pode reduzir o nível de colesterol, que é importante na prevenção de cardiopatias. Um pesquisador Chinês listou um número de "doenças por deficiência de fibra" para correr paralelo à tão chamada "doenças por deficiência de vitamina". Além de constipação crônica e cardiopatias, doenças por deficiência de fibra incluem diabetes, veias varicosas, hemorróidas, câncer de cólon e síndrome de hipersensibilidade intestinal.

Alimentos para Gerar Energia *Yang* no Organismo

Yin e *Yang* são dois opostos e ainda energias mutuamente complementares no organismo que interagem para manter um equilíbrio que é muito fundamental para a boa saúde. Às vezes, o organismo necessita ser ativo e em outras, necessita estar inativo. A energia *Yang* é responsável por estar ativo, enquanto a energia *Yin* é responsável por estar inativo. Recordei-me, então, de um motorista de táxi reclamando de sonolência enquanto dirigia seu carro de praça, o que é realmente muito perigoso. Quando as pessoas sentem-se sonolentas muito freqüentemente, é porque têm acumulado quantidades excessivas de energia *Yin*, sendo necessário introduzir mais alimentos *Yang* nas suas dietas para neutralizar as forças de suas energias *Yin*. Um consumo de alimentos *Yin* pode tornar você inativo; um consumo de alimentos *Yang* pode tornar você ativo.

Além disso, quando alguém consome alimentos *Yin*, estes têm a tendência de permanecer no organismo para servir como líquidos *Yin*; ao passo que quando alguém consome alimentos *Yang*, estes têm tendência de sair do organismo. Por exemplo, quando você come batatas-doces, as suas fibras e resíduos serão excretados pelo organismo, mas os líquidos *Yin* que foram gerados permanecem no organismo para lubrificar as juntas e as cavidades; por outro lado, quando você come gengibre, que é um alimento *Yang*, não são excretados apenas fibras e resíduos pelo organismo, mas o gengibre causará transpiração e sua energia será juntamente eliminada.

Portanto, alimentos *Yin* aumentam a energia que é fornecida enquanto os alimentos *Yang* aumentam a produção de energia, ambas são necessárias no processo do metabolismo. O metabolismo envolve dois processos fundamentais: processo de energia que é fornecido para assimilar e desenvolver energia, chamado de "anabolismo", e processo de produção para promover excreção de energia, chamado de "catabolismo". Conseqüentemente, é incorreto dizer inequivocadamente que quanto mais você come, mais ganhará peso, porque ganhar peso também depende de uma ampla extensão de qual dos dois alimentos você come *Yin* ou *Yang*.

Atualmente ouvimos com freqüência que para permanecer esbelto, precisamos mais de exercícios. Há uma grande verdade nesta afirmação porque exercício é produtivo, o qual é *Yang*. Isto quer dizer que o exercício transferirá seu organismo para o lado *Yang*, o qual é um outro modo de dizer que o exercício aumenta a energia *Yang* no organismo para acelerar o processo de produção metabólica. Na Medicina Ocidental, há algo chamado de "metabolismo basal", que refere-se à energia gasta quando está em completo repouso. Um consumo de alimentos *Yang* aumentará a taxa metabólica basal até mais efetivamente do que o exercício, porque você está desfazendo-se daquela energia extra enquanto encontra-se em repouso. Esta é a causa porque algumas pessoas comem muito, mas mesmo assim, permanecem esbeltas ou até abaixo do peso – isto é, se não estão sofrendo de diabetes ou hipertireoidismo ou qualquer coisa parecida.

Um homem aposentado estava reclamando sobre sua inabilidade de tranqüilizar-se; não conseguia descansar durante o dia, nem podia dormir durante à noite, mas o pior de tudo, não podia sentar-se por muito tempo e tinha que manter-se movendo por todos os lados ou até jogando, o que era um sério problema. Esse homem tinha se tornado muito mais ativo como um resultado de grandes quantidades de acumulação de energia *Yang*. Conseqüentemente, era necessário, para reduzir o seu consumo de alimentos *Yang* e aumentar o seu consumo de alimentos *Yin*, reverter a tendência de superatividade do seu organismo.

Alguns alimentos que podem aumentar o estado ativo do organismo são os alimentos *Yang*. Muitos dos alimentos que comemos todos os dias são alimentos *Yang*, pimenta-do-reino e branca, cebolinho, gengibre, alho, pimentão picante e óleo de feijão-de-soja; até tabaco e álcool são considerados alimentos *Yang*. O consumo de álcool freqüentemente contribui para o ganho de peso, o que pode ser atribuído ao fato de que o álcool aumenta o apetite da pessoa, portanto, mais alimentos são consumidos, quer seja *Yin* ou *Yang*. Muitos fumantes ganham peso consideravelmente muito rápido depois de pararem de fumar, o que é um outro indicador de que os alimentos *Yang* podem aumentar a produção de energia no processo metabólico. Visto que tabaco e álcool possuem muitos efeitos nocivos, não são recomendados para consumo mesmo que possa haver uma deficiência de energia *Yang* no organismo.

Gengibre Fresco

O gengibre fresco é um alimento *Yang* típico porque pode estimular muitas atividades no organismo. Por exemplo, pode acelerar a circulação sangüínea e a secreção dos líquidos do estômago, estimular o trato intestinal e promover a digestão; também pode aumentar a pressão sangüínea. É relatado que pela mastigação de 1g de gengibre fresco sem engoli-lo, a pressão sangüínea sistólica eleva-se até 11,2mmHg e a pressão sangüínea diastólica até 14mmHg, sem nenhuma mudança aparente na velocidade de pulsação. O extrato de gengibre fresco tem sido descoberto estimular os centros vasomotor e respiratório e o coração de gatos de laboratório. De fato, um tipo de hipertensão é atribuída a uma quantidade excessiva de energia *Yang* no fígado, e deveria ser tratada por um consumo de energia *Yin* para equilibrar. Isso, entretanto, não quer dizer que todos os tipos de hipertensão deveriam ser tratados pelos alimentos *Yin*, porque a hipertensão possui muitas causas diferentes.

A seguir, encontram-se duas receitas de gengibres frescos que podem ser úteis para usar. A receita que se segue é um remédio para induzir a transpiração, a qual é boa para ambos, o resfriado comum e a sua prevenção, particularmente quando a febre e o calafrio estão presentes. Rale 30g de gengibre fresco, ferva-o em água, adicione uma colher de sopa de açúcar mascavo e beba. A próxima receita é para suprimir a tosse devido ao resfriado comum. Rale 50g de gengibre fresco e misture com duas colheres de maltose, ferva em 3 xícaras de água até que esta seja reduzida à metade de uma xícara e, então, beba aos golinhos lentamente.

O gengibre fresco é um condimento muito popular na China, e principalmente usado para melhorar o sabor e remover o mau cheiro de carnes e peixe. Por exemplo, cozinhando vegetais, você pode adicionar um pouco de pequenas fatias de gengibre fresco para fazer um prato mais delicioso; cozinhando peixe, você pode adicionar algumas fatias de gengibre fresco, não apenas para melhorar o sabor, mas também para eliminar o cheiro de peixe. Do ponto de vista da Medicina Chinesa, o uso mais importante do gengibre fresco na arte culinária é o de aumentar a energia *Yang* dos alimentos. Em outras palavras, pela adição de fatias de gengibre fresco na culinária, os alimentos *Yin* tornar-se-ão menos *Yin* e mais *Yang*, enquanto os alimentos *Yang* aumentarão em energia *Yang*.

A seguir o valor alimentar de 100g de gengibre fresco: água, 87g; proteína, 1,4g; gordura, 0,7g; carboidratos, 8,5g; calorias, 46; fibra crua, 1g; pó, 1,4g; proteína, 0,18mg; vitamina B_1, 0,01mg; vitamina B_2, 0,04mg; ácido nicotínico, 0,4mg; vitamina C, 4mg; cálcio, 20mg; fósforo, 45mg; ferro, 7mg; potássio, 387mg; e 0,25 a 3% de óleo volátil.

Alho

Tradicionalmente, o alho como um alimento *Yang* tem sido usado para promover circulação de energia, aquecer o estômago e remover algumas substâncias tóxicas acumuladas. Isso é compatível com o descobrimento moderno do alho ser capaz de matar germe, promover a digestão e melhorar o apetite. Mas descobriu-se nos últimos anos que o alho possui muitas funções terapêuticas mais importantes, tanto quanto sendo usado como um remédio para hipertensão, hepatite e câncer. O alho tem estado em uso popular no Japão por um longo tempo, e um recente estudo Japonês revelou que o alho contém um mineral chamado *Ge,* que é relatadamente capaz de prevenir o câncer de estômago. Um time de médicos do "Hunan Medical College" na China, o qual chamou a si próprios de Grupo Pesquisador do Alho como Agente Anticancerígeno, usou um medicamento patenteado feito de alho para tratar 21 casos de carcinoma nasofaríngeo (câncer do nariz e da garganta) com resultados significantes na maioria dos casos. Além disso, o mesmo grupo de médicos também descobriu que o alho é eficaz para tuberculose pulmonar, coqueluche, disenteria amebiana e bacilar, enterite (inflamação do intestino), oxiuríase (oxiúro), ancilostomíase (uncinariose), prevenção de gripe e de encefalite epidêmica (inflamação do cérebro) e aplicação externa para o tratamento de vaginite por tricomonas.

Há um número de receitas de alho que pode provar serem úteis. Para tratar disenteria bacilar e enterite, ferva dois dentes de alho em água e consuma em uma dose antes das refeições, três vezes diariamente, por 2 a 3 dias. Para tratar estágios iniciais de resfriado comum, pegue 50g de cada de alho, cabeças brancas de cebolas verdes e gengibre fresco, e ferva em água; então beba quente e cubra-se com cobertor, logo transpirará. Para tratar coqueluche, mergulhe 60g de alho em água gelada por 5 a 6h, remova-os da água, adicione um pouco de açúcar branco, e beba uma colher de sopa três vezes diariamente por alguns dias.

Para tratar vaginite por tricomonas, mergulhe uma gaze no suco de alho antes que seque completamente, e então pressione a gaze dentro da vagina. Troque esta gaze de uma a duas vezes diariamente, e use essa série de tratamento por 3 a 5 dias; relatadamente é eficaz em mais de 95% dos casos de tricomona. Para tratar oxiuríase, esmague 9 a 15g de dentes de alho e misture com gelatina de petróleo para aplicação externa no ânus e região circundante. Para desfazer-se dos germes na boca e prevenir o resfriado comum e infecções da boca e intestinos, coma um pouco de dentes de alho todos os dias.

Há efeitos colaterais do alho, entretanto, e por esta razão, deveria ser usado com cuidado. O alho pode fazer com que as hemácias se tornem marrom escuras pelo contato, e também podem dissolver as hemácias quando aplicado em grandes concentrações. Além disso, o óleo volátil contido no alho pode inibir a secreção de sucos gástricos e também pode causar anemia. Sabe-se bem que o alho pode causar mal hálito, o qual pode ser reduzido ou eliminado pelo gargarejo com chá forte, comendo algumas tâmaras vermelhas ou bebendo algumas xícaras de chá.

A seguir o valor alimentar de 100g de alho: água, 69,8g; proteína, 4,4g; gordura, 0,2g; carboidratos, 23,6g; calorias, 113; fibra crua, 0,7g; pó, 1,3g; vitamina B_1, 0,24mg; vitamina B_2, 0,03mg; ácido nicotínico, 0,9mg; vitamina C, 3mg; cálcio, 5mg; fósforo, 44mg; ferro, 0,4mg; potássio, 130mg; sódio, 8,7mg; magnésio, 8,3mg; e cloro, 35mg. Além disso, cada 100g de folhas de alho contém 77mg de vitamina C, que está além, até 20 vezes, no alho.

Nozes

Como um alimento *Yang*, as nozes são usadas para auxiliar na capacidade sexual nos homens, porque quando seus órgãos sexuais possuem energia *Yang* insuficiente, esfriarão e a ereção torna-se difícil de se realizar. Pelo propósito de melhorar a capacidade sexual nos homens, pegue 60g de nozes cruas como uma dosagem diária por 1 a 2 meses, ou, como um tratamento alternativo, frite uma noz com 6g de sementes de cebolinho e, então, ferva os dois ingredientes em água; coma a noz e as sementes de cebolinho, e beba o caldo, uma vez diariamente por 3 dias.

Ao contrário do gengibre fresco e do alho, ambos alimentos puramente *Yang*, nozes são basicamente um alimento *Yang*, mas também possuem igualmente uma natureza *Yin*. Por causa da sua natureza *Yin*, podem lubrificar o intestino, motivo esse das nozes serem tradicionalmente usadas para tratar constipação. Como um remédio alimentar para induzir movimentos intestinais, esmague 60g de nozes e 30g de sementes de gergelim até tornarem-se pó, dissolva uma colher de chá cheia desse pó com água morna e beba uma vez por dia, em jejum, pela manhã. Um outro método de tratar constipação crônica, particularmente em pessoas mais velhas ou mais fracas, é mastigar lentamente 10 a 30g de nozes como se estivesse mascando um chiclete, duas vezes ao dia, pela manhã e à tarde.

A seguir o valor alimentar das nozes: gordura, 40 a 50%; proteína, 15,4%; carboidratos, 10%; cálcio, 0,119%; fósforo, 0,369%; ferro, 0,035%; caroteno, 0,17%; e vitamina B_2, 0,11%.

VERDURAS E FRUTAS PARA VITAMINAS, MINERAIS E FIBRA

Grãos, carnes e peixe suprem o organismo com carboidratos, gorduras e proteínas, mas as verduras são a fonte primária de vitaminas, minerais e fibra. Há muitas doenças associadas a deficiências vitamínicas, e os vegetais podem nos ajudar a evitar essas doenças.

Nos últimos anos, tem sido descoberto que certas vitaminas são agentes anticancerígenos. Um deles é a vitamina C, que pode ser encontrada em pimenta-malagueta, repolho Chinês, couve, couve-rábano e salsa. Cem gramas de pimenta-malagueta fresca contém relatadamente até 105mg de vitamina C. O caroteno e a vitamina A também foram descobertos serem agentes anticancerígenos, e podem ser encontrados em muitas verduras, assim como em cenouras, salsa, abóbora-moranga, espinafre e abóbora.

As verduras e as frutas também são fontes primárias de fibra, a qual foram descobertas serem essenciais na melhora do peristaltismo intestinal, auxílio da digestão, indução de movimentos intestinais regulares e redução de quantidades de coproporfirina (uma porfirina presente nas fezes com quantidades alteradas em doenças diferentes), também úteis na prevenção de câncer de cólon.

No seu artigo, "Pesquisador em Longevidade", publicado no Japão em 1977, o Dr. H. Y. TORA salientou que como a economia Japonesa continua progredindo, a população Japonesa tem tido um consumo excessivo de alimentos de origem animal à custa de grãos e verduras. Isso tem resultado em um aumento da acidez e diminuição da alcalinidade do sangue, levando a uma acidificação do sangue, a qual é responsável pelo aumento da incidência de obesidade, câncer, arteriosclerose, cardiopatia, diabetes, hipertensão, hemorragia cerebral, coronariopatia, artrite e gota. Em geral, alimentos de origem animal, peixe e ovos são alimentos acídicos (alimentos que produzem ácido depois de serem digeridos), enquanto as frutas e as verduras são alimentos alcalinos. A maior parte das frutas e das verduras pode neutralizar o efeito de um consumo excessivo de alimentos acídicos.

2 Longevidade e Sabedoria Chinesa Convencional

EXPERIÊNCIA COMUM *VERSUS* CIÊNCIA

A nutrição Ocidental como uma ciência pode ser delineada pelo pai da química, ANTOINE-LAURENT LAVOISIER (1743 – 1794), químico Francês que defendeu que a vida é basicamente um processo químico. Com respeito ao fato, é mais preciso dizer que a vida é uma experiência que pode ser intensificada através do entendimento do processo químico envolvido. Através da história, algumas pessoas têm conseguido permanecer em boa saúde e viver uma longa vida enquanto outras têm sofrido de saúde pobre e vivem uma vida curta; através do entendimento do processo químico da vida é possível, para ambos, promover e estender uma vida saudável.

Por exemplo, em 1870, mais ou menos um terço das crianças de Londres e Manchester estavam sofrendo de raquitismo. Subseqüentemente, cientistas descobriram que a doença era causada por deficiência de vitamina D, em seguida aquela população começou a consumir vitamina D para curar o raquitismo. Mas a ciência estava apenas confirmando o que muitas pessoas tinham descoberto através de experiência comum – que certos alimentos (contendo o que é agora chamado de vitamina D) curavam o raquitismo. Enquanto a ciência não estava desenvolvida até alguns séculos atrás, o conhecimento comum continuou a expandir e ultrapassar a ciência em muitas áreas. Mas muitas dessas experiências comumente válidas na saúde do homem estão freqüentemente descartadas ou ignoradas pelos cientistas modernos. Desde que cientistas saibam tão pouco sobre o conhecimento nutricional comum e estejam inclinados a dispensar aquilo que não entendem, eles não são os melhores guias na pesquisa para alimentos que prolongam a longevidade.

Cientistas médicos modernos possuem uma conduta universalmente cética para com a experiência comum, na opinião deles, neste momento, nada é verdade até que provem cientificamente. Um típico cientista contará a você, por exemplo, que 100g de aipo cru contém 17 calorias, 0,9g de proteína, 3,9g de carboidratos, 39mg de cálcio e 9mg de ácido ascórbico, mas dará de ombros para a sugestão de que o aipo possa abaixar a pressão sangüínea. De fato, provou-se que o aipo é efetivo para a redução da pressão sangüínea entre os Chineses por muitos séculos, e tem se tornado a sabedoria Chinesa convencional.

Novamente, um típico cientista contará a você que 100g de figos secos contém 274 calorias, 4,3g de proteína, 1,3g de gordura, 69g de carboidratos, 126mg de cálcio, 640mg de potássio e 80UI de vitamina A, mas ele dará de ombros para a sugestão de que os figos possam curar disenteria e hemorróidas. De fato, os efeitos do figo têm sido verificados pelos Chineses em experiências comuns por séculos e tornaram-se parte da sabedoria Chinesa convencional. Cada cultura tem acumulado sua própria sabedoria convencional, algumas vezes desafiam contradições científicas.

Cientistas, evidentemente, fazem novas descobertas baseadas em experiência comum de pessoas; mas, infelizmente, às vezes eles ficam para trás do entendimento corrente da saúde humana. Enquanto as pessoas vivem, elas lutam para encontrar novos caminhos de combater doenças e melhorar a saúde. No século III, a população Chinesa estava comendo fígado (o qual contém vitamina A, como sabemos hoje) para curar cegueira noturna, mas os cientistas não tinham descoberto a vitamina A até o século XX. Se aqueles que sofriam de cegueira noturna no século III tivessem escolhido esperar pela descoberta de uma cura dos cientistas, teriam sido condenados à cegueira noturna através dos seus fígados.

No século III, a população Chinesa estava comendo alga marinha (a qual contém abundância de iodo) para curar bócio simples, mas os cientistas não tinham descoberto o iodo como uma cura para o bócio até o século XVIII. Se aquelas pessoas com bócio no século III tivessem esperado pela invenção de um remédio dos cientistas, teriam sofrido inutilmente.

Pode ser possível para os cientistas descobrirem, mais cedo ou mais tarde, uma cura para todas as doenças simples, e eventualmente descobrir todos os nutrientes que nos permitirá viver para sempre, mas poderia levar um longo tempo. Há três fases "de verdade" com respeito à saúde, tanto quanto em outros campos do conhecimento, o qual deveria ser completamente entendido e distinguido por um outro: 1. algo é verdadeiro, mas ninguém sabe sobre isso ainda; 2. algo é verdadeiro e algumas pessoas sabem sobre isso através de experiências; e 3. algo é verdadeiro que tenha sido verificado pelos cientistas.

Aquele chá que previne o escorbuto é verdadeiro hoje tanto quanto era verdadeiro por tempos imemoráveis, ainda que ninguém soubesse sobre isso; isto é verdade à primeira fase. Quando as verdades têm sido descobertas em experiências humanas, são verdades na segunda fase. Na metade do século XVIII, muitos marinheiros a bordo de navios Ocidentais tornaram-se criticamente doentes ou até morreram de uma doença hoje conhecida como escorbuto, mas a mesma experiência penosa foi um raro fenômeno entre os marinheiros Chineses, porque eles estavam bebendo chá. Esse chá que foi benéfico para a saúde dos marinheiros foi descoberto pela população Chinesa através de suas experiências comuns, as quais representam a verdade da segunda fase. Quando a vitamina C foi triunfantemente isolada pelo Dr. ALBERT SZENT-GYORGYI em 1937 como uma prevenção contra o escorbuto, tornou-se verdade na terceira fase. Pode não haver dúvida que há muito mais verdades na primeira fase do que na segunda, e há igualmente muito mais verdades na segunda fase do que na terceira.

SABEDORIA CONVENCIONAL DOS MÉDICOS CHINESES COMO UM GUIA PARA LONGEVIDADE

Um médico da Medicina Tradicional Chinesa vive no mundo de experiências, no verdadeiro sentido da palavra, para envolver-se na arte da cura. Certamente, há uma grande quantidade de conhecimento abstrato que o médico da Medicina Tradicional Chinesa deve aprender. Há também procedimentos clínicos estabelecidos que ele deve se familiarizar, mas uma vez aprendido, deve principiar por conta própria na sua prática clínica, não ao contrário de um capitão dirigindo um vaso no caminho do mar. Ele sabe que seu conhecimento abstrato e os seus procedimentos padrões são úteis para ele apenas pelo alcance que eles habilitam-no tratar seus pacientes triunfantemente. O seu conhecimento teórico tem que ser testado na vida real.

Diferentemente de um médico da Medicina Ocidental que rotineiramente aplica os achados laboratoriais em sua prática clínica como se animais de laboratório e seus pacientes fossem idênticos um ao outro, um médico da Medicina Tradicional Chinesa tentará com empenho estabelecer sua própria experiência da prática clínica. Todos os bons médicos da Medicina Tradicional Chinesa no passado têm acumulado pelo menos uns cem poucos casos clínicos triunfantes nos seus tempos de vida, e para o fim de suas carreiras, alguns escreveram clássicos médicos deles próprios para relatar as suas experiências triunfantes na prática clínica. Incontestavelmente, tais médicos tinham algo para oferecer-nos na seleção de alimentos para a longevidade, se por nenhuma outra razão do que essa muitos deles tinham alcançado incomparável longevidade para eles próprios.

No século XIX, um médico Chinês chamado DING-PU LU observou: "A maioria dos médicos Chineses ilustres no passado tinham gozado de longevidade." Esta observação é provada por fatos históricos, porque muitos médicos ilustres na história da China tinham realmente conduzido para viver uma vida mais longa do que as pessoas Chinesas comuns.

Um médico Chinês ilustre chamado MENG SHEN (621 – 713) viveu 92 anos e foi relembrado em particular pela população Chinesa pela sua observação: "Uma pessoa que realmente sabe como alimentar-se deveria sempre manter em mãos bons alimentos e ervas." Um outro médico notável chamado SUN SHU MAO (581 – 682) viveu 101 anos e uma vez disse: "Qualquer um acima de 40 anos de idade deveria tentar evitar laxativos, os quais enfraquecem o seu corpo, e começar a tomar tônicos. Qualquer um acima dos 50 anos de idade deveria tomar tônicos todo ciclo anual; tais são os segredos da vida alimentar para gozar da longevidade." Um médico Chinês no "Jin-Zhu Chinese Medical College" pelo nome LUO MING SHAN (1869 – 1982) viveu 113 anos.

Em um livro intitulado, *Médicos Chineses Ilustres no Passado e Suas Teorias Médicas,* escrito pela equipe do "Peking College of Chinese Medicine", publicado em 1964, um total de 37 dos mais ilustres médicos Chineses na história (antes e até 581 d.C.) são listados com suas teorias médicas. Muitos deles viveram uma vida muito mais longa do que as pessoas Chinesas comuns. O período médio de vida desses médicos era de 80,56 anos.

De acordo com um estudo conduzido pelas Nações Unidas em 1977, a expectativa média de vida da população no mundo era de 59 anos, com pessoas em nações industrializadas estando numa média de 70 anos de idade e em nações desenvolvidas, 40 anos de idade. Isto significa que a expectativa de vida dos médicos Chineses ilustres no passado era de ao menos 36,53% maior do que a expectativa média de vida das pessoas em 1977, 15% maior do que as pessoas nas nações industrializadas e 101% maior do que as pessoas em nações desenvolvidas.

Os médicos Ocidentais vivem mais tempo do que as pessoas das suas próprias sociedades? Sendo assim, quanto tempo mais? A data sobre a expectativa de vida dos médicos Ocidentais antes do século XIX seria útil para comparação, mas infelizmente, não são muito viáveis. Entretanto, de uma lista de médicos Ocidentais ilustres no século XIX, nós vemos que a expectativa média de vida deles era de 70,93 anos de idade.

A diferença de 10 anos é mais significante ao considerarmos que muitos dos médicos Chineses listados viveram antes do século XVIII, enquanto virtualmente todos os médicos Ocidentais viveram depois desse século. Vale relembrar que a expectativa de vida das pessoas tem gradualmente aumentado com o passar do tempo. Conseqüentemente, os médicos Chineses viveram 21 anos a mais do que a população no mundo, numa média de 10 anos a mais do que aqueles nas nações industrializadas e 40 anos a mais do que a população em nações desenvolvidas. Desde que a China é uma nação desenvolvida, significa que os médicos Chineses vivem duas vezes mais que as pessoas em sua sociedade. Uma conclusão similar não pode ser tirada da lista de médicos Ocidentais.

Quando os médicos estão doentes, ou quando querem viver uma vida longa, normalmente seguirão as prescrições ou um curso de tratamento baseado nos seus conhecimentos médicos. O fato de que os médicos Chineses da Medicina Tradicional têm conseguido viver uma vida mais longa do que os seus correlativos Ocidentais demonstra a que proporção os seus conhecimentos médicos é um guia seguro para a longevidade.

3 Doenças por Deficiência, Excesso e Envelhecimento

Envelhecimento como uma Função de Deficiência Imunológica

Por que as pessoas envelhecem? Uma pesquisa publicada em 1982, pela Academia Chinesa de Ciência Médica, salientou que, entre 25 pessoas acima dos 60 anos de idade e 20 pessoas entre 20 e 30 anos, a proporção de células T (células timo-dependentes) no grupo de pessoas acima de 60 anos de idade (32,80 ± 6,02%) foi menor do que no grupo de pessoas entre 20 e 30 anos de idade (52,68 ± 2,47%). Isso visa a conexão entre o processo de envelhecimento e a deficiência imunológica. As células T compreendem 70% dos linfócitos circulantes no sangue com uma expectativa de vida acima de 5 anos. Cada célula T é programada para reagir a um número de antígenos, tais como bactéria, toxinas bacterianas e células sangüíneas estranhas.

Longevidade significa viver muito, mas o que é necessário fazer para retardar o processo de envelhecimento do organismo. Todo mundo concordaria que o envelhecimento é um processo natural da vida, e que é impossível para qualquer ser humano viver para sempre. Entretanto, não há questão de que o processo de envelhecimento possa ser retardado, mesmo que possa ser impedido. Qualquer um que deseja viver uma vida longa deve entender completamente como o processo de envelhecimento acontece antes dele ou dela poder tomar passos efetivos para retardá-lo. Portanto, a primeira questão a ser levantada é: Como o processo de envelhecimento acontece?

O processo de envelhecimento está intimamente ligado à função imunológica do organismo, somente deste modo todos permaneceremos vivos e saudáveis desde que a função imunológica permaneça em bom estado. Assim que a função imunológica estiver debilitada, a sobrevivência do organismo estará em perigo. Isto é devido à defesa da função imunológica contra quaisquer contaminações nocivas de modo que o organismo possa funcionar normalmente sem doença.

De acordo com um relatório apresentado pelo "Canton College of Chinese Medicine", aqueles com tipos variados de deficiências orgânicas mostram uma diminuição correspondente no número de leucócitos (células sangüíneas brancas) que agem como necrófagos para combater a infecção. O mesmo relatório também destaca que quando o organismo tem uma deficiência, o nível de interferon (uma proteína formada quando as células normais são expostas a viroses) é diminuído, portanto, o organismo torna-se mais suscetível ao ataque das viroses.

A pesquisa conduzida pelo "Hunan College of Chinese Medicine" em 1977 indica que entre 37 pessoas com traqueíte crônica e 20 pessoas em bom estado de saúde, a proporção média de células T entre os casos de traqueíte crônica era de 25,56 ± 6,3%, enquanto entre as pessoas saudáveis era de 52,6 ± 2,5%, o qual era estatisticamente muito significante ($p < 0{,}01$). Após a recuperação dos pacientes com traqueíte crônica, a proporção de células T foi restituída ao normal na maioria dos casos.

A pesquisa conduzida em 1982 pelo Dr. LIU ZHENG-CAI na China envolvendo 100 casos de gastrite atrófica crônica indica que a maioria dos pacientes aumentou a proporção de células T após a recuperação da enfermidade. Um relatório a parte, preparado pelo "Army Hospital 302" em 1981, indica que mais de 70% dos 101 casos de hepatite crônica mostraram uma diminuição na proporção de células T.

O organismo reunirá sua função imunológica para defender-se quando está sob o ataque de agentes estranhos. Por exemplo, quando o organismo está sujeito ao resfriado comum e a viroses gripais ou células cancerígenas malignas, a função imunológica irá imediatamente tentar resistir a tais ataques ou recuperar-se deles. Conseqüentemente, quando o organismo sofre de deficiência imunológica, não terá poder suficiente para resistir aos ataques e logo tornar-se-á mais suscetível a doenças variadas.

A imunidade consiste de imunidades celular e humoral. A imunidade celular refere-se primeiramente a células T e a outras células não específicas, tais como o macrófago, que é uma célula com a habilidade de ingerir e destruir microrganismos (bactéria e protozoário), neutrófilo e células reticuloendoteliais, ambos podem ajudar as células T a desenvolver suas capacidades imunológicas. A imunidade humoral consiste primeiramente em anticorpos variados (tais como IgA, IgG, IgE, IgM e IgD) produzidos pelas células B (linfócitos B) que compreendem 30% dos linfócitos no sangue com uma expectativa de vida acima de 15 dias. Conseqüentemente, pela quantidade de tais células e de anticorpos no organismo, os cientistas são capazes de determinar o grau de função imunológica orgânica.

Há muitos termos médicos para descrever os aspectos variados da função imunológica orgânica, tais como "anticorpos" que são desenvolvidos em resposta à presença de substâncias (antígenos) nocivas ao organismo, e "vigilância imunológica" que refere-se à habilidade do organismo em reconhecer elementos nocivos e removê-los conseqüentemente. Um texto médico bem conhecido contém um glossário de terminologias imunológicas que listam mais de 100 termos e frases relacionadas à teoria de imunidade.

Para o propósito deste livro, a simples deficiência imunológica significa que as pessoas têm se tornado tão fracas que adoecem fácil e freqüentemente. Para viver por muito tempo, é necessário tornar pessoas fracas mais fortes de modo que elas não se tornem doentes tão freqüentemente, o que é o primeiro passo e essencial para ser levado à procura da longevidade.

A deficiência imunológica pode ser derivada de fatores genéticos, e também pode ser desenvolvida pela incapacidade de uma pessoa cuidar de seu organismo apropriadamente. A deficiência imunológica devido a fatores genéticos pode ocorrer sob diferentes circunstâncias. Por exemplo, um bebê pode nascer com uma glândula do timo fraca. Desde que o timo é responsável pelo desenvolvimento de células T, o bebê pode se desenvolver com uma deficiência de células T e, posteriormente, tornar-se mais suscetível ao ataque de doenças infecciosas. Também, um bebê pode nascer com apenas um pequeno número de células neutrofílicas no sangue, e desde que estas células possam ajudar as células T no desenvolvimento do sistema imunológico, isso pode causar deficiência imunológica. Este tipo de deficiência imunológica inata, como todas outras doenças associadas a fatores genéticos, é mais difícil de corrigir.

Por exemplo, algumas pessoas não ganham quantidade apreciável de peso, independente de quanto elas comem, o que é inquestionavelmente associado a fatores genéticos. Outras pessoas não comem muito, mas mesmo assim, ganham peso considerável, o que também está aparentemente associado a fatores genéticos. Para tais pessoas é mais difícil perder ou ganhar peso devido a fatores genéticos.

As deficiências imunológicas devido a fatores genéticos estão, do ponto de vista tradicional Chinês, associadas às condições dos rins: elas são chamadas de deficiência *Yin* renal e deficiência *Yang* renal. Alimentos ou ervas conhecidos como tônicos *Yin* renais e tônicos *Yang* são normalmente usados para corrigir as deficiências *Yin* e *Yang*, respectivamente.

É um fato histórico que muitos estudantes Chineses e médicos alcançaram a longevidade comendo tônicos renais. Em seu clássico literário, intitulado *Minha Doutrina para a Posteridade*, um estudante Chinês de nome YAN ZHI-TUI no século VI disse: "Eu comi tônicos renais durante toda a minha vida, esse é o motivo porque eu aos 70 anos de idade ainda posso ler impressão de letras miúdas e nenhum cabelo branco em minha cabeça."

Dois imperadores Chineses eram famosos pelas suas longevidades devido às suas crenças na Medicina Chinesa e práticas regulares de tomar tônicos renais. O Imperador JIA-JING (1507 - 1566) governou o império Chinês por 45 anos (1521 - 1566), viveu 59 anos, e o Imperador QIAN-LONG (1711 - 1799) governou por 61 anos (1735 -1796), viveu 88 anos. Ainda que a expectativa de vida deles possa não parecer muito longa hoje, a população Chinesa durante aqueles períodos da história possuíam uma expectativa média de vida muito mais curta do que hoje, particularmente os imperadores Chineses, os quais viviam entre 45 e 50 anos em média.

No que diz respeito à deficiência imunológica desenvolvida pela incapacidade de uma pessoa cuidar de seu organismo apropriadamente, deveria ser intensificado o consumo de alimentos corretos. Um livro médico Chinês publicado no século III, intitulado de *Prescrições para Doenças Agudas*, dizia que: "Saúde boa é primeiramente descobrir os alimentos; qualquer um que não saiba comer os alimentos corretamente não pode permanecer com boa saúde." Hoje como crença predominante entre a população Chinesa as pessoas devem comer os alimentos corretamente para manter boa saúde antes de tentar tomar ervas naturais para o mesmo propósito; devem tomar ervas naturais para manter boa saúde antes de recorrer a remédios químicos; e devem tomar remédios químicos para manter boa saúde antes de ser submetido a operações cirúrgicas, que deve ser o último recurso.

Em resumo, quando a função imunológica está deficiente, o organismo não estará hábil para resistir a doenças; se o organismo não pode resistir a doenças, não pode sobreviver por muito tempo, visto que vivemos em meios cheios de inimigos em potencial. Portanto, é essencial intensificar a função imunológica do organismo se queremos viver uma longa vida.

DEFICIÊNCIA IMUNOLÓGICA E NUTRIENTES

Um caminho importante para intensificar a função imunológica do organismo é através do consumo de alimentos, porque são tão essenciais para a vida que não podemos viver sem eles. Quais alimentos contribuem para o organismo? No século XX, chegamos a saber que existem cinco tipos de nutrientes essenciais nos alimentos: carboidratos (açúcares e alimentos ricos em amido) – principal fonte de energia do organismo; proteínas – indispensáveis na construção e reparação dos tecidos; gorduras – a fonte secundária de energia do organismo; vitaminas – indispensáveis para a manutenção das funções normais do organismo; e os minerais que também contribuem para as funções de um modo único. Em aproximadamente um século, cientistas descobriram aqueles cinco tipos de nutrientes considerados essenciais para o corpo humano, o que marca um avanço significante no campo da saúde e da nutrição.

LINUS PAULING, ganhador de um Prêmio Nobel, afirmou que a vitamina C tomada em grandes quantidades previne o início do resfriado comum. Os cientistas subseqüentemente ressaltaram que a eficácia da vitamina C para este propósito não tinha sido estabelecida. Tudo depende se o organismo sofrer deficiência de vitamina C; se isso acontecer, então ela definitivamente prevenirá o resfriado comum, porque, outras coisas sendo iguais, uma pessoa com deficiência de vitamina C certamente tornar-se-á mais suscetível a um resfriado do que uma outra pessoa sem tal deficiência. Neste caso, todos os nutrientes podem ser usados para prevenir resfriados, dependendo das necessidades do organismo. Este é o porquê das vitaminas e dos nutrientes poderem ser usados para intensificar a função imunológica quando o organismo necessita deles.

Por outro lado, se o organismo não necessita deles, tais nutrientes poderiam ser nocivos para uma boa saúde. Nesta escrita, li um relatório sobre a vitamina A tomada em quantidades excessivas sendo responsável por causar defeitos de nascimento, de acordo com os oficiais Americanos de saúde. Aí parece uma pequena dúvida que todos os nutrientes possam ser usados para intensificar a função imunológica ao invés de corrigir deficiências imunológicas sempre que o organismo necessitar deles. A questão não é se tais nutrientes podem intensificar a função imunológica do organismo, mas sobre quais circunstâncias eles são eficazes no alcance desse objetivo.

Os cinco tipos de nutrientes representam apenas o que os cientistas têm descoberto em alimentos. Há, sem dúvida, muito mais elementos a serem descobertos no futuro. Por exemplo, as vitaminas têm existido nos alimentos desde o começo dos tempos, e elas têm sido consumidas por pessoas por todo o mundo desde então, mas não tinham sido descobertas pelos cientistas até o século XX. Mas se os cinco tipos de nutrientes são tudo que alguém necessita para permanecer em boa saúde, então porque nós nos preocupamos em comer quaisquer alimentos? Por que simplesmente não comemos aqueles cinco nutrientes?

Em 1880, um cientista Russo conduziu um experimento no qual ele alimentou um grupo de ratos com leite fresco e outros alimentos; um outro grupo foi alimentado com extratos artificiais de carboidratos, proteínas, gorduras e minerais. Ele descobriu que os ratos do primeiro grupo desenvolveram-se satisfatoriamente, enquanto aqueles do segundo grupo morreram muito facilmente. Este cientista Russo salientou no seu relatório de pesquisa: "Há indubitavelmente outras coisas nos alimentos que são igualmente essenciais para a saúde humana, mas isso ainda permanece desconhecido para nós."

Um experimento similar foi conduzido pelo Senhor FREDERICK HOPKINS em 1912, no qual dois grupos de ratos jovens foram alimentados com gêneros alimentícios artificiais consistindo em apenas puro carboidrato, proteína e gorduras. Foi descoberto que o grupo de ratos de laboratório que eram apenas alimentados com alimentos artificiais ganharam peso, mas tornaram-se doentes. Os ratos no outro grupo foram alimentados com a mesma dieta, mas com uma pequena quantidade de leite fresco, e todos continuaram a desenvolver-se.

Estes experimentos foram conduzidos no final do século XIX e no início do século XX quando as vitaminas ainda não tinham sido descobertas. A morte dos ratos no grupo experimental foi subseqüentemente atribuída à deficiência de vitaminas na dieta. Hoje, com a descoberta dessas vitaminas, podemos seguramente assumir que o corpo humano necessita nada mais exceto os cinco tipos de nutrientes até agora descobertos pelos cientistas?

Não tenho ouvido ou encontrado nenhum médico moderno que aconselhe seus pacientes a comer os cinco tipos de nutrientes sozinhos, nem tenho aprendido de alguém conduzindo experimentos similares àqueles agora mencionados. Mas virtualmente todos nós podemos estar absolutamente certos de que o organismo necessita de outras coisas além dos cinco tipos de nutrientes, e que estaríamos em melhores condições e seria mais seguro comer alimentos. Quais são os fundamentos das nossas crenças de que o organismo necessita mais do que cinco tipos de nutrientes? A resposta para esta pergunta pode ser expressada em duas palavras: experiência comum. Somos gratos por aqueles cientistas que têm descoberto tipos variados de nutrientes, mas sabemos das nossas experiências comuns que necessitamos comer alimentos para permanecer em boa saúde.

ENVELHECIMENTO COMO UMA FUNÇÃO DE DOENÇAS POR EXCESSO

Quando o organismo está sofrendo de deficiência imunológica, aumentará a sua suscetibilidade para adoecer, simplesmente porque o organismo está muito fraco para responder efetivamente ao ataque. Entretanto, há um outro tipo de doença que não há nada a fazer com a deficiência imunológica do organismo; um exemplo típico é a hipertensão, ou pressão sangüínea alta. Quando uma pessoa desenvolve pressão sangüínea alta, não há ataque de agentes estranhos causadores da doença.

Conseqüentemente, podemos classificar as doenças em duas categorias: doenças por deficiência que ocorrem como um resultado de deficiência imunológica e doenças por excesso que ocorrem como um resultado de um acúmulo excessivo no organismo, tais como retenção de água que causa o edema, secura que causa prurido, estado febril que causa erupções cutâneas e colesterol que causa pressão sangüínea alta. A nutrição Ocidental é esquematizada para combater doenças por deficiência, mas permanecem irrelevantes principalmente para o tratamento de doenças por excesso.

Os tratamentos alimentares Chineses são apontados para curar doenças por deficiência e por excesso semelhantes. A teoria da conduta médica Chinesa com os meios internos do organismo desempenha um importante papel no tratamento de doenças por excesso. Os meios referem-se às condições circundantes que afetam o organismo, e de acordo com essa teoria, uma pessoa vive em dois tipos diferentes de meios: externo e interno. Os meios externos são muito familiares para todos nós; eles incluem clima, ar, árvores e água. Quando os médicos Chineses falam sobre os meios internos, referem-se às condições internas do organismo. Quando algo de errado acontece nesses meios, causará doenças por excesso, e criar-se-á também um clima favorável para o ataque de agentes causadores de doenças. Portanto, é possível e desejável criar meios apropriados dentro do organismo de maneira a tornar-se livre das doenças por excesso e agentes estranhos encontrarão dificuldades de sobreviver ou propagar-se lá. Alimentos que podem obter meios internos saudáveis são chamados de alimentos reguladores na teoria Chinesa. Conseqüentemente, há duas categorias de alimentos: alimentos tônicos que são consumidos para corrigir a deficiência imunológica e alimentos reguladores que equilibram os meios internos do organismo.

Os médicos Ocidentais estão preocupados com os agentes causadores de doenças destrutivas e, no decorrer da conduta, algumas vezes também destroem o organismo e matam o paciente. Há um outro modo de lidar com doenças que podem ser ilustradas com uma analogia sobre os pássaros migratórios. Seria extremamente difícil, se não fosse impossível, para os cientistas tentar afugentar todo um grupo de pássaros migratórios retornante e tentar mantê-los afastados quando preferissem permanecer devido ao clima estar conveniente para eles. Para isto, indubitavelmente bateria de leve com nossas habilidades humanas em uma inconcebível quantidade semelhante apenas para atingir um modesto grau de sucesso. Mas estranhamente, quando a hora chega e há uma mudança no clima, os pássaros migratórios se vão voluntariamente sem o menor esforço de nossa parte.

Um outro exemplo é o resfriado comum, o qual é causado pelas viroses de acordo com a Medicina Ocidental, mas não temos que matar as viroses no tratamento de um resfriado comum. Afugentamos as viroses ou as neutralizamos pela criação de meios internos nos quais elas não podem causar prejuízo ao organismo. Há vários remédios para o resfriado comum, Chineses ou Ocidentais, mas nenhuma alegação manufatureira de que seus produtos são designados para matar as viroses que causam o resfriado. Isto indica claramente que matar o vírus não é o único método e nem sempre é o melhor caminho de tratar doenças. Existe uma arte marcial Chinesa que lhe ensina como se defender sem tramar uma luta contra o seu oponente, porque você pode simplesmente deixar seu oponente errar você e cair. Quanto maior a força envolvida mais dura será a autodestruição. Esta é a arma da Medicina Chinesa usada para curar ambas as doenças por deficiência e por excesso.

Estamos muito cientes do impacto negativo dos fatores ambientais no organismo, incluindo a poluição do ar e da água, toxinas, ar resfriado, umidade, entre outros. Não faz sentido pensar do mesmo modo quando nós falamos sobre os meios internos? Na verdade, as condições dos meios externos não afetariam severamente nossa saúde, a menos que eles se tornem partes dos nossos meios internos. O calor do verão irritará a pele com certeza, mas isso apenas acontecerá depois que o calor penetrar no organismo, a partir daí começa a ter um real impacto em nossa saúde. Conseqüentemente, é importante prestar muita atenção às condições dos meios internos do organismo e regulá-los conforme necessário.

Os meios internos do organismo podem ser regulados antes ou depois das doenças terem ocorrido. Por exemplo, quando temos gripe e a luta entre a função imunológica e o vírus acontece, podemos comer alimentos, tais como cebola verde e coentro para induzir transpiração. Quando não há mais febre, o ataque do vírus cessa e a função imunológica do organismo retorna ao normal. Por outro lado, se sabemos que normalmente os meios internos do organismo são ambos quente e úmido, que tende a causar doenças de vesícula biliar e do fígado, podemos comer alimentos mais frios e mais secos para esfriar e secar os meios internos para prevenir o ataque de tais doenças. Em resumo, ambos, a deficiência imunológica e os fatores ambientais internos excessivos são nocivos para a longevidade do organismo. A deficiência imunológica seria corrigida comendo alimentos tônicos, enquanto os fatores excessivos nos meios internos podem ser remediados comendo alimentos reguladores.

4 Doenças por Deficiência, Excesso e Alimentos Chineses

Deficiência Imunológica e Alimentos Tônicos Chineses

Os médicos Chineses da Medicina Tradicional chamam os alimentos que podem intensificar a função imunológica do organismo de alimentos tônicos. Há quatro categorias de alimentos tônicos comuns que podem reforçar a função imunológica do organismo: energia, sangue, tônicos *Yin* e *Yang*. Além disso, existem tônicos orgânicos, isto é, tônicos que são considerados efetivos no fortalecimento de um órgão interno específico; entre os tônicos orgânicos mais comuns estão o fígado, pulmão, coração, estômago e baço. Os rins são órgãos particularmente importantes, e os tônicos *Yin* e *Yang* são ambos para os rins.

As categorias variadas de alimentos tônicos trazem uma semelhança aos cinco tipos de nutrientes classificados pelos cientistas Ocidentais. Todos os tônicos são designados para corrigir uma deficiência em particular. Exatamente como um nutriente particular é benéfico para o organismo desde que seja necessário, logo uma categoria particular de tônico é benéfica ao organismo que está sofrendo de uma deficiência específica. A vitamina A é benéfica àqueles com uma deficiência de vitamina A; tônicos energéticos são benéficos àqueles com uma deficiência energética, e assim por diante. Alimentos tônicos específicos para doenças por deficiência são discutidos nos Capítulos 5 a 11.

Tônicos Energéticos

A deficiência energética refere-se a um nível baixo de energia em todo o organismo, ou uma função incompleta dos órgãos internos em geral, e os órgãos do sistema digestivo em particular. Esta deficiência pode acontecer como um resultado de doença crônica, doenças severas, fatores genéticos defeituosos e idade avançada. Uma pessoa com deficiência energética pode sentir-se tão preguiçosa para falar, ou falar com fraqueza ou em voz baixa, sentir-se fadigada ou fraca, ter um apetite pobre, transpirar até descansar, ou sofrer de inchação abdominal, diarréia crônica ou fezes moles, prolapso do útero ou do ânus, ou prostração anormal do estômago ou dos rins. Algumas doenças são freqüentemente indicadas como uma deficiência energética, incluindo leucocitopenia (número anormal de leucócitos), asma brônquica, miastenia grave (fraqueza muscular e fadiga progressiva), resfriados freqüentes e infecções cutâneas.

Os alimentos tônicos energéticos são carne de boi, ninho de andorinha, semente amarga de abóbora, milho-zaburro, cerejas, galinha, coco, carne de garça-azul, tâmaras, enguia, arroz glutinoso fermentado, noz japonesa, ginsém, ganso, uvas, arenque, mel, jaca, alcaçuz, "longan", pó de rizoma de lótus, cavalinha, peixe mandarim, polvo, ovo e carne de pomba, batatas-doces e brancas, coelho, tâmaras pretas e vermelhas, arroz glutinoso e polido, açúcar em pedra, barbatana de tubarão, cogumelo shiitake, abóbora, esturjão, queijo tipo tofu e vagens brancas.

Os alimentos para deficiência energética muitas vezes afetam o estômago, baço e pâncreas, todos os quais são considerados na Medicina Chinesa como fontes adquiridas de função imunológica. Quando estão deficientes, a função imunológica do organismo será prejudicada, o que acontece devido aos tônicos energéticos desempenharem um importante papel na intensificação da função imunológica. Um médico Chinês no século III chamado ZHANG ZHONG JING disse: "Quando o baço e o pâncreas estão cheios de energia, o organismo estará imune às doenças."

Tônicos Sangüíneos

Deficiência sangüínea refere-se aos sintomas que podem resultar de uma perda excessiva de sangue causada pelo severo sangramento ou por uma absorção pobre de nutrientes. Quando ocorre a deficiência sangüínea, pode dar origem à vertigem, palpitações, nervosidade, palidez, unhas e lábios brancos, insônia, esquecimento, insensibilidade das mãos e dos pés e fluxo menstrual leve nas mulheres. Algumas doenças comuns são freqüentemente indicativas de deficiência sangüínea, incluindo anemia hemolítica (anemia resultante da hemólise de hemácias), alergia e trombocitopenia púrpura e urticária (uma doença de pele com vergões e prurido severos).

Os alimentos tônicos sangüíneos são carne de boi, fígado de boi, "blood clams", ovos de galinha, siba, "donggui", uvas, presunto, nozes de lechia, "longan", peixe mandarim, leite humano e de égua, polvo, rabada, ostras, semente de palmeira, fígado e pé de porco, pepino do mar, fígado de carneiro e de cabra, pele de feijão-de-soja preta e espinafre.

Deficiência energética e sangüínea ocorrem com muita frequência, simultaneamente devido à deficiência de uma poder levar à deficiência em outro. Os Chineses afirmam que a energia é o guia do sangue e isso acontece apenas quando o organismo possui energia suficiente que o sangue pode circular proporcionalmente. Por outro lado, o sangue produz energia e isso acontece apenas quando o organismo possui sangue suficiente que pode produzir energia suficiente. Aqueles com ambas deficiências energética e sangüínea consumiriam simultaneamente ambos tônicos energéticos e sangüíneos.

Tônicos Yin *(Tônicos* Yin *Renais)*

A deficiência *Yin* (também chamada deficiência *Yin* renal) refere-se ao armazenamento de líquido corpóreo, ou um armazenamento de sêmen nos homens. Pode resultar de doença crônica ou sexo em excesso ou partos freqüentes nas mulheres. Uma pessoa com deficiência *Yin* freqüentemente apresenta garganta seca, sede, pele seca, suores noturnos, tosse com expulsão de catarro ou sangue, constipação, urinação em pequenas quantidades, lábios e face vermelhos, corpo abaixo do peso, visão embaçada ou pobre, barulho no ouvido, dor nas costas e ejaculação precoce nos homens e distúrbios menstruais nas mulheres.

Algumas doenças comuns são freqüentemente indicativas de deficiência *Yin*, incluindo púrpura alérgica, lúpus eritematoso (uma doença crônica com um exantema de pele), reumatismo, artrite reumatóide, injúria por radiação, tuberculose e hepatite crônica.

Os alimentos tônicos *Yin* são haliote, vesícula natatória de tubarão, maças, semente de damasco doce, aspargos, queijo tofu, ninho de andorinha, abóbora amarga ("balsam pear"), açúcar mascavo, cantalupo (melão almiscarado), queijo, ovos de galinha, moluscos de água salgada, leite de coco, caranguejo, siba, tâmaras, pato e ovos de pata, figos, moluscos de água doce, rã, cogumelo branco, tartaruga verde, mel, feijões comuns, "kumquat", toucinho, limão, nozes de lechia, loquat, maltose, tangerinas, mangas, leite de vaca, mexilhões, ostras, ervilhas, peras, abacaxis, romãs (fruta doce), carne de porco e tutano de porco, coelho, pimentas-da-jamaica vermelhas, arroz polido, geléia real, pepino do mar, camarão, fruta estrelar (carambola), vagens, cana-de-açúcar, tomates, nozes, melancia, açúcar branco, filhote de arenque e inhames.

Tônicos Yang *(Tônicos* Yang *Renais)*

A deficiência *Yang*, ou deficiência *Yang* renal, refere-se a uma deficiência de energia *Yang* nos rins, a qual é essencial na manutenção do calor corpóreo. A deficiência *Yang* pode resultar de velhice, doença crônica e sexo em excesso. Uma pessoa com deficiência *Yang* freqüentemente apresenta fadiga, membros frios, dor nas costas, falta de fôlego, urinação freqüente (especialmente à noite), palidez, perda de cabelo, edema, impotência nos homens e infertilidade e supuração vaginal nas mulheres, crescimento lento, ossos fracos, pouca disposição e diarréia. Algumas doenças comuns são freqüentemente indicativas de deficiência *Yang*, incluindo asma brônquica, traqueíte asmática, rinite alérgica, nefrite crônica, vitiligo, psoríase, tuberculose dos ossos, osteoporose e diabetes melito.

Os alimentos tônicos *Yang* são vesícula natatória de tubarão, rim de boi, frutas cássia japonesa, castanhas, sementes de cebolinho, canela, cravo-da-índia e óleo de cravo-da-índia, rim de cervo, sementes de endro, raízes e sementes de erva-doce, sementes de alforva (alforva Oriental), sementes de cebola verde, lagosta, sementes de tangerina, rabada, nozes de pistache, testículos de porco, raízes de freixo picante, framboesas, testículos e rins de cabra e carneiro, camarão, ovos de pardal, anis estrelar, morangos e "sword beans" ("saber beans").

Tônicos Pulmonares

Os tônicos pulmonares são bons para deficiência pulmonar, a qual pode dar origem a falta de fôlego, tosse, fadiga, falar com voz fraca, transpiração excessiva, suscetibilidade aumentada ao resfriado e à gripe, garganta seca, suores noturnos e sensações de calor nas palmas ou nas solas dos pés. Algumas doenças comuns são freqüentemente indicativas de deficiência pulmonar, incluindo bronquite crônica, asma brônquica, tuberculose e enfisema.

Os alimentos tônicos pulmonares incluem vesícula natatória de tubarão, queijo, alho, noz japonesa, ginsém, lágrimas-de-jó, leite de vaca, pulmões e pâncreas de porco, arroz glutinoso, nozes, filhote de arenque e inhames.

Tônicos Hepáticos

Os tônicos hepáticos ajudarão a prevenir a deficiência hepática. Problemas com o fígado podem causar dor de cabeça, vertigem, dor nas costelas, barulho nos ouvidos, insônia, suores noturnos, tremores nas mãos e na cabeça, secura nos olhos e fluxo menstrual leve ou ausência deste nas mulheres. Algumas doenças comuns freqüentemente são indicativas de deficiência hepática, incluindo neurose, hipertensão e hepatite não-ictérica.

Os alimentos tônicos hepáticos incluem sementes de gergelim pretas, fígado de boi, galinha, porco, coelho, carneiro e de cabra, sementes de cebolinho, "matrimony vine fruit" (fruta do espinheiro de casca branca), amoras, mexilhões, "perch", framboesa, geléia real, tâmaras azedas, morangos e flores de nabo.

Tônicos Coronários

Os tônicos coronários são bons para deficiências que podem causar palpitações, falta de fôlego, particularmente quando a pessoa está trabalhando, nervosidade, esquecimento, insônia, pesadelos, febre de baixo grau, sensibilidade na língua e membros frios. Algumas doenças comuns que freqüentemente sugerem deficiência coronária incluem coronariopatia , insuficiência coronária, choque, neurose e anemia.

Os alimentos tônicos coronários incluem a vesícula natatória de tubarão, âmbar-cinzento, cerveja, chicória, café, folhas de nogueira-do-Japão, ginsém, carapaça de "longan", sementes e frutas de lótus, "matrimony vine fruit", açúcar em pedra, chá e trigo.

Tônicos Estomacais

Os tônicos estomacais podem prevenir deficiências que podem levar a garganta seca, dor de estômago, apetite e digestão pobres, vômito, corpo abaixo do peso e constipação. Algumas doenças comuns que indicam deficiência estomacal incluem gastrite, náusea matinal, diabetes melito e frenospasmo.

Os alimentos tônicos estomacais incluem flores-macho de nozes de areca, raiz de azaléa, carne de boi, "blood clams", sementes de cardamomo, "grass carp", frutas e casca da cássia japonesa, folhas de cerejeira, castanhas, canela, óleo de cravo-da-índia, "crown daisy", pato, sementes de erva-doce, cogumelos brancos, "hairtail", "hyacinth bean flowers", folhas de lágrimas-de-jó, mangas, leite de vaca, "perch", tâmaras pretas e vermelhas, pimentas-da-jamaica vermelhas, arroz polido, cogumelo shiitake, laranjas trifoliadas, filhote de arenque e qualquer peixe esbranquiçado ou prateado da família do salmão.

Tônicos Esplênicos

Os tônicos esplênicos são bons para as deficiências esplênicas que podem dar origem a um pobre apetite, estômago inchado após as refeições, fadiga, condições acima do peso ou abaixo do peso, diarréia, dor de estômago, vômito, edema, fluxo menstrual excessivo e eliminação de sangue pelo ânus. Algumas doenças comuns que freqüentemente indicam deficiência esplênica são gastrite crônica, hepatite e enterite; prolapso do útero, do estômago e do ânus; urinação freqüente; úlceras pépticas; nefrite crônica; e hepatite viral.

Os alimentos tônicos esplênicos incluem “apple cucumber”, carne de boi, ninho de andorinha, milho-zaburro, sementes de alcaravia, “grass carp gall”, cenouras, casca de cássia japonesa, folhas de cerejeira, castanhas, canela, milho, “crown daisy”, sementes de endro, osso de cachorro, rã, alho, presunto, “horse beans”, “hyacinth beans and flowers”, raiz de lágrimas-de-jó, “longan”, sementes e frutas de lótus, tainha, “pearl sago”, “perch”, faisão, abacaxis, nozes de pistache, pâncreas de porco, tâmaras pretas e vermelhas, arroz polido e glutinoso, brotos de arroz, geléia real, sangue de carneiro ou de cabra, vagens verdes e brancas, qualquer peixe esbranquiçado ou prateado da família do salmão e inhames.

* * *

Os alimentos classificados como tônicos podem ser consumidos em grandes quantidades para intensificar a função imunológica em doenças agudas em geral, e também para doenças consuntivas agudas, tais como câncer e hipertireoidismo, ambas as quais consomem uma grande quantidade de energia do organismo e enfraquece o paciente. Vários tipos de distúrbios cardiovasculares e esgotamento incessante com transpiração abundante, membros frios e falta de fôlego também podem ser corrigidos comendo alimentos tônicos em grandes quantidades. Este é o porquê quando um paciente de repente sofre um colapso e perde a consciência, um médico Chinês freqüentemente administra grandes quantidades de ginsém para salvar a vida dos seus pacientes. Embora o ginsém seja basicamente uma erva, ele é um tônico energético que pode ajudar a restaurar o sistema imunológico do organismo.

Entretanto, os tônicos são pretendidos para intensificar a função imunológica ao invés de corrigir sua deficiência, e por esta razão, não há necessidade de uma pessoa em bom estado de saúde consumir tônicos em grandes quantidades. A teoria dos Chineses sobre tônicos, como a teoria de nutrição dos Ocidentais, está baseada sobre o conceito do equilíbrio, não do excesso. Na maioria dos casos, isso acontece apenas quando uma pessoa sofre de uma doença severa ou uma condição crônica que os tônicos desempenham uma função principal na restauração e intensificação da função imunológica do organismo.

Há três circunstâncias particulares sob as quais os tônicos podem não ser capazes de cumprir suas funções. Em primeiro lugar, quando pessoas estão sofrendo de uma doença devido a fatores externos, tais como microrganismos e vírus em infecções e gripe, os tônicos não ajudarão até que os sintomas tenham melhorado substancialmente. Os Chineses têm cunhado a frase “trancar o ladrão” para descrever a situação, porque tradicionalmente, os microrganismos e os vírus e todos os outros fatores que causam doença são referidos como “ladrões” pelos Chineses. Quando agentes estranhos entram no organismo e causam doença, eles são como ladrões que violam uma casa. As vítimas sensatas não fecharam as portas antes dos ladrões terem saído. Portanto, quando uma pessoa está sofrendo de uma doença que nada se tem a fazer com a deficiência imunológica, comer tônicos alimentares seria atrasado, até depois da enfermidade, mostrar sinais de melhoria – deixe os ladrões saírem da casa antes de trancar a porta.

Em segundo lugar, algumas pessoas podem não se beneficiarem através dos tônicos se possuírem digestão pobre, ainda que possuam uma deficiência imunológica. Os Chineses descrevem esta situação como "uma doença por deficiência que não responde aos tônicos". O consumo de tônicos pode intensificar a função imunológica desde que eles possam ser digeridos e absorvidos. Quando pessoas possuem digestão pobre, comer tônicos pode prover contraprodutividade, desde que muitos tônicos sejam difíceis de digerir. Conseqüentemente, quando uma pessoa sofre de digestão pobre, ela deveria tomar tônicos que são facilmente digeridos.

E finalmente, os tônicos podem não ser efetivos para aqueles que têm os tomado erroneamente. Por exemplo, pessoas com deficiência de vitamina A deveriam tomar vitamina A para se beneficiarem disso, e aquele com uma deficiência de vitamina C deveria tomar vitamina C. Mas quando pessoas com deficiência de vitamina A tomam vitamina C, ou vice-versa, as deficiências não serão corrigidas. Além disso, os tônicos energéticos são bons apenas para pessoas com deficiência energética, e assim por diante. Quando uma pessoa consome grandes quantidades de tônicos *Yang*, ela pode desenvolver uma secura de boca, lábios rachados e ter problemas do sono. Isto ocorre porque elas não têm uma deficiência *Yang*, mas ao invés disso possuem deficiência *Yin*. Pelo consumo de grandes quantidades de tônicos *Yang*, elas têm elevado excessivamente as suas energias *Yang*, o que é desnecessário e contribui para uma deficiência *Yin*.

Excesso de Imunidade e Alimentos Reguladores

O excesso de imunidade é a superação do organismo para atacar os agentes estranhos. A fim de reduzir o excesso de imunidade, é necessário regular os meios internos do organismo, então o ataque será enfraquecido e o organismo não terá que reunir toda a sua função imunológica para combatê-lo. Os Chineses chamam os alimentos que podem controlar os meios internos para reduzir o excesso de imunidade de "alimentos reguladores". Os alimentos reguladores específicos para doenças por excesso são discutidos nos Capítulos 12 a 16.

Alimentos para Reduzir o Calor Tóxico

Há uma pequena dúvida de que o calor tóxico nos meios internos contribui para doenças causadas pelo ataque de microrganismos. É um fato bem conhecido que os fumantes são muito mais suscetíveis ao câncer de pulmão do que os não fumantes, e pelo ponto de vista tradicional Chinês, isto ocorre devido aos pulmões estarem sob constante estimulação de calor contido na fumaça. Está sendo descoberto que o calor dos meios externos causa cânceres na superfície corpórea e nas regiões que estão muito facilmente e constantemente expostas ao calor. Não é difícil imaginar como o calor tóxico nos meios internos dentro do organismo pode contribuir para vários tipos de doenças.

Pessoas que consomem bebidas alcoólicas muito freqüentemente, ou quando possuem o hábito de consumir alimentos muito picantes, os seus meios internos irão se aquecer para aumentar suas suscetibilidades ao ataque de doenças, ambos severo e de menor interesse. Estas condições incluem carbúnculos, constipação, sensações de dor ou de ardor na urinação, vômito de sangue, hemorragias nasais, infecções, furúnculos, celulite, disenteria bacilar aguda, linfadenite aguda, garganta irritada, febre alta, parotidite, erisipelas faciais, tonsilite aguda, mastite, osteomielite, dacriocistite aguda, hiperplasia cística de mamas e cistos multiloculares.

Os órgãos internos são muito mais delicados do que a superfície externa do organismo, esse é o porquê deles serem muito mais vulneráveis ao ataque do calor tóxico nos meios internos. Há razão para se acreditar que o calor tóxico interno contribui para cânceres de vários órgãos, do mesmo modo que o câncer de pele é causado pela exposição excessiva de calor externo. É freqüentemente observado que muitos pacientes com câncer apresentam os sintomas que tradicionalmente acredita-se que sejam causados pelo calor tóxico nos meios internos, tais como dor ardente, febre, sede, constipação ou diarréia. Por exemplo, pacientes com câncer pulmonar, particularmente em estágios adiantados, freqüentemente expelem sangue através da tosse e têm febre, dor no peito e tumores, todos os quais são considerados sintomas associados à presença de calor tóxico nos órgãos internos. Em pacientes com câncer no fígado, pode haver sensações de calor no organismo, icterícia, vômito de sangue, ou sangramento através do ânus; em pacientes com leucemia, freqüentemente vemos hemorragia nasal e erupções cutâneas.

Um time médico Chinês na cidade de Chongqing recapitulou as doenças associadas com o calor tóxico nos meios internos: "Tais doenças são principalmente doenças agudas e contagiosas, incluindo a encefalite B japonesa, febre hemorrágica epidêmica, meningite cerebroespinhal epidêmica, pneumonia viral, gripe, hepatite viral aguda, pneumonia lobar, abscesso pulmonar, infecções biliares agudas, infecções urinárias agudas, leucemia aguda, tumores malignos e leucemia granulocítica crônica."

Os alimentos para reduzir o calor tóxico nos meios internos são ou frios ou frescos na natureza. Eles incluem os feijões e flores azuqui, *aloe vera*, aspargos, brotos de bambu, banana e rizoma, vesícula biliar de urso, vaca, ganso, porco e de galinha, endiva chinesa e amarga, abóbora amarga ("balsam pear"), samambaia, bardana, menta canforada, partasanas, sementes de aipo, claras de ovos de galinha, folhas de "toon" chinês, crisântemos, várias espécies de moluscos bivalves, caranguejo, figos, rã, toranjas, folhas de uva, "hair vegetable", mel, madressilva e talo da folha, folhas de beterraba, limões, alcaçuz, flor-de-lis, rizoma e caule de lótus, raiz de malva, brotos e pó de "mung bean", folhas de orquídea, casca de pêra, madrepérola, hortelã-pimenta, batata, ovos de pata em conserva, amaranto picante, beldroega, coelho, "rambutan", alface romana, rosa chinesa, azeitonas russas (oleastro), frutas de açafroa, sal, pasta de feijão-de-soja, abóbora, carambola, morangos, manjericão doce, cascas de tangerina, chá de melões, óleo de chá, queijo tofu e trigo.

Alimentos para Reduzir o Calor Úmido

A umidade e o calor podem afetar simultaneamente os meios internos do organismo. A hepatite é uma das doenças associadas com o calor úmido e tratada por alimentos e ervas que podem aliviá-la. Por exemplo, 186 casos de hepatite foram tratados por sete unidades Chinesas de saúde na China; os resultados mostraram 119 casos curados, os quais foram responsáveis por 63,9%, e 67 mortes, as quais foram responsáveis por 36,1%. A fim de comparar os efeitos de diferentes terapias, o "Chinese Army Hospital" tratou 18 casos severos de hepatite de 1970 a1973 com a Medicina Ocidental sozinha; os resultados mostraram 8 casos curados, os quais são responsáveis por 44,4%. O mesmo hospital tratou 21 casos severos de hepatite de 1974 a 1975 com terapias combinadas de Medicina Chinesa e Ocidental, o que resultou em 16 casos curados, ou 76,2%. Este é meramente um dos muitos experimentos que mostram uma alta porcentagem de curas quando as Medicinas Chinesa e Ocidental são combinadas no tratamento.

Infecção aguda do trato biliar é uma outra doença causada pelo calor úmido nos meios internos. Esta doença pode incluir cálculos biliares e colecistite (inflamação da vesícula biliar), a qual costuma ser tratada através de cirurgia. Entretanto, os médicos Chineses descobriram que a cirurgia não era sempre uma boa solução devido à taxa muito alta de recaída. E deste modo, o "Nan-Kai Hospital" em Tianjin, China, conduziu um experimento no qual 438 casos agudos de infecções do trato biliar foram tratados com as Medicinas Chinesa e Ocidental. Os resultados mostraram 368 casos curados, os quais foram responsáveis por 84,5%; entre eles, 332 casos não foram submetidos a uma operação cirúrgica, a qual totalizou 75,8%. O tratamento Chinês de tais sintomas sempre envolve o uso de alimentos e ervas para reduzir o calor úmido no organismo.

O calor úmido nos órgãos internos está associado também com muitas doenças de pele, incluindo cânceres de pele. As ervas e os alimentos Chineses que podem remover o calor úmido têm sido rotineiramente usados para tratar estas condições. Por exemplo, o "Health Hospital of

Honan Province" tratou 200 casos de câncer de pele com ervas e alimentos para reduzir o calor úmido, incluindo o carcinoma de glândula mamária e do pênis. Os resultados mostraram 122 casos curados, melhorias significantes em 33 casos, com uma taxa efetiva total de 77,5%.

Os alimentos para reduzir o calor úmido nos meios internos incluem brotos de feijão azuqui, raízes de alfafa e de gramadeira, trigo-sarraceno, cantalupo (melão almiscarado), carpa, raízes de aipo, repolho Chinês, folhas de cidreira, casca de coco, barbas de milho, caules e "cucumber vines", hemerocales, brotos de feijão-de-soja pretos e secos, berinjela (aubergina) e cálice, folhas de figueira, rã, caule de arroz glutinoso, tartaruga verde, "hawthorn fruits", raiz de lágrimas-de-jó, toucinho, azeitonas, banana de São-Tomé, amaranto picante, raiz de abóbora-moranga, caracol, óleo de feijão-de-soja, feijões-de-soja amarelos, raízes e flores de abóbora, carambola, girassóis, sementes de nabo e arbusto de trigo.

Alimentos para Eliminar Catarro (Alimentos Expectorantes)

Um outro fator relacionado às condições dos meios internos é a presença de catarro no organismo. A presença de catarro é responsável por muitas doenças, incluindo tumores que não são nem prurientes nem doloridos, caroços no seio, expulsão mucosa, vômito de catarro, máculas resistentes no abdômen, retenção gástrica, obstrução intestinal com retenção de líquidos, bócio, tuberculose dos nódulos linfáticos, cânceres de seios, fígado e estômago.

De acordo com uma moderna pesquisa conduzida na China, três tipos de doenças estão muito freqüentemente associadas com a presença de catarro nos meios internos: traqueíte crônica, hidrotórax (uma coleção não inflamatória de líquido na cavidade pleural) e doença de Menière. A estratégia de eliminar o catarro presente no organismo é comendo os alimentos certos, os quais podem ser comparados ao removedor de poluição ambiental.

Os alimentos para eliminar o catarro incluem vesícula natatória de tubarão, amêndoas, cascas de maçã, sementes de damasco, assa-fétida, aspargos, flores de azaléa, sementes de gergelim preto, óleo de bambu, bebida de feijão-de-soja, cabaceiros, samambaia, aipo, vesícula biliar de galinha, cidra, várias espécies de moluscos bivalves, gomo de cogumelos comuns, tâmaras, raiz de berinjela, "epiphyllum", figos, "fingered citron", alho, nogueira-do-Japão, toranja, "hair vegetable", mel, medusa, folhas de couve-rábano, "kumquats", algas marinhas, mostarda marrom ou folhosa, folhas e cascas de limão, alcaçuz, lagosta, fruta da longevidade, flores, folhas e sementes de loquat, cascas de tangerina secas, orégão, semente de mostarda, azeitonas, cebolas, folhas e cascas de laranja, ostras, conchas de ostras, flor de pessegueiro, amendoins, peras, madrepérola, pimenta-do-reino e branca, hortelã-pimenta, caqui, bananas de São-Tomé e sementes, flores de ameixeira, sementes e raízes de rabanete, açúcar em pedra, sal, lesma do mar, erva marinha, alga marinha, barbatana de tubarão, cogumelo shiitake, cascas de laranja verde doces e amargas, cálice de abóbora, sementes de tangerina, chá, tomilho, queijo tofu, nozes, castanhas d'água, semente de mostarda branca ou amarela e açúcar branco.

Alimentos para Promover a Circulação Energética

A circulação pobre de energia pode ocorrer no corpo humano, afetando vários órgãos vitais e causando dor. Os sintomas aparentes da circulação pobre de energia são coletivamente chamados de "congestão energética", o qual pode dar origem a uma dor no peito e congestão, dor abdominal e inchação, hérnias, colecistite, hepatite, melancolia do climatério, furúnculo, distúrbios gastrointestinais, úlceras pépticas, retenção de urina, barulho nos ouvidos, dores de estômago, dificuldade de urinação e sangramento uterino.

A dor abdominal e a inchação são dois sintomas distintos devido à circulação pobre de energia nos meios internos. Os dois sintomas são caracterizados pela variações nas suas severidades, e a região afetada freqüentemente transfere-se ao redor de áreas diferentes. Às vezes, a dor abdominal e a inchação podem se mover para cima para causar dor e congestão no peito ou nos lados.

Os alimentos que promovem circulação de energia nos meios internos incluem âmbar-cinzento, carne de boi, cânfora, sementes de alcaravia, sementes de cardamomo, cenouras, raízes de cerejeira, ovos de galinha, cebolinhos, cidras, várias espécies de moluscos bivalves, gomos de cogumelos comuns, sementes de endro, sementes e raízes de erva-doce, raízes de figueira, raízes e "fingered citrons", alho, toranjas incluindo flores e raízes, cabeças de cebolas verdes e raízes fibrosas, tartaruga verde, "hawthorn fruits", flores de jasmim, "kumquats" e raízes, caço de abóbora, folha ou mostarda marrom, folhas de limoeiro, limões-doces, nozes de lechia, sementes de "longan", sementes de loquat, talos de lótus, malte, folhas de mangueira, manjerona, sementes de melão almiscarado, mexilhões, sementes de mostarda, caules e folhas de laranja, folhas de orquídea, folhas de rabanete, semente de colza, feijões vermelhos, rosas, açafrão, bulbos de cebolinha verde, cogumelo shiitake, hortelã, anis estrelar, vagem, manjericão doce, cascas de laranjas doces, raízes de "sword beans", tangerina incluindo cascas e sementes, sementes de chá, açafrão-da-índia e vinagre.

Alimentos para Promover a Circulação Sangüínea

Quando ocorre circulação sangüínea pobre nos meios internos, pode levar à coagulação sangüínea, a qual resulta em pontadas persistentes de dor na região local e inchação, sangramento e manchas azuis na pele. A coagulação sangüínea pode afetar órgãos internos vitais para causar dor cardíaca, congestão torácica, lábios azul-arroxeados, expulsão de sangue pela boca, dor nas costelas, vômito de sangue ou expulsão de sangue pelo ânus, dor na região abdominal inferior, menstruação irregular nas mulheres com coágulos de sangue roxos e pretos e sangramento vaginal.

Os alimentos que promovem circulação sangüínea incluem âmbar-cinzento, chifres do veado, planta aquática do gênero *Sagittaria*, raízes de pimenta-da-jamaica, açúcar mascavo, camélia, cantalupo, raízes de mamona, pólen de partasana, aipo incluindo as raízes, castanhas, sangue de galinha, pimentas incluindo folhas e rizoma, cebolinhos incluindo raízes e bulbos, várias espécies de moluscos bivalves, coentro, raízes de milho, caranguejos incluindo patas e carapaças, grãos destiladores, osso de cachorro, sangue de enguia, berinjela incluindo folhas, arroz glutinoso fermentado, vesícula natatória de peixe, folhas de gengibre, cebola verde incluindo cabeça branca e raiz fibrosa e suco fresco, tartaruga verde, "hawthorn fruits", cânhamo, raízes de kiwi, folha de beterrabas, folha ou mostarda marrom, raízes de limão, flores de lótus incluindo rizoma e brotos, sementes de melão almiscarado, pêssegos incluindo flores, miolos das sementes e raízes, flores da peônia e casca da raiz, bananas de São-Tomé, miolos das sementes de ameixa, pedículo da abóbora-moranga, "purslane", rabanetes, colza, semente de colza, arroz glutinoso, roseira chinesa incluindo folhas e rosas, frutas de açafroa, açafrão, erva marinha, tubarão, sangue de carneiro ou de cabra, feijões-de-soja pretos e amarelos, esturjão, manjericão doce, vagens de "sword bean", queijo tofu, açafrão-da-índia, vinagre e sementes de mostarda branca e amarela.

Lista de Alimentos

Até um alimento específico pode possuir diferentes funções a serem classificadas sob duas categorias ou mais simultaneamente, e desde que cada uma delas sejam discutidas em um capítulo específico, a lista seguinte serve como um guia de referência rápido para os alimentos discutidos no livro. Se um alimento específico é listado como sendo capaz de produzir funções contraditórias, tais como intensificar e reduzir simultaneamente a função imunológica, em verdade, nenhuma contradição é envolvida. Quando um alimento específico é considerado como sendo capaz de reduzir a função imunológica para corrigir o excesso de imunidade, quer dizer que o alimento particular pode regular os meios internos do organismo para neutralizar ou enfraquecer o ataque de agentes estranhos. Entretanto, os alimentos que podem equilibrar ou regular os meios internos podem realmente realizar ambas as funções.

Alimentos	Alimentos tônicos									Alimentos reguladores				
	Tônicos comuns				Tônicos orgânicos									
	Energia	*Sangue*	*Yin*	*Yang*	*Pulmão*	*Fígado*	*Coração*	*Estômago*	*Baço*	*Calor tóxico*	*Calor úmido*	*Catarro*	*Circulação energética*	*Circulação sangüínea*
Abacaxis			X						X					
Abalone			X											
Abóbora	X									X				
Abóbora amarga ("balsam pear")			X							X				
Abóbora amarga, Sementes de	X													
Abóbora, Cálice de												X		
Abóbora, Flores de											X			
Abóbora, Raízes de											X			
Abóbora-moranga, Pedículo de														X
Abóbora-moranga, Raízes de											X			
Açafrão													X	X
Açafrão-bastardo, Frutas de										X				X
Açafrão-da-índia													X	X
Açúcar branco			X									X		
Açúcar em pedra	X						X					X		
Açúcar mascavo			X											X
Aipo												X		X
Aipo, Raízes de											X			X

(*Continua*)

(*Cont.*)

Alimentos	**Alimentos tônicos**									**Alimentos reguladores**				
	Tônicos comuns				***Tônicos orgânicos***									
	Energia	*Sangue*	*Yin*	*Yang*	*Pulmão*	*Fígado*	*Coração*	*Estômago*	*Baço*	*Calor tóxico*	*Calor úmido*	*Catarro*	*Circulação energética*	*Circulação sangüínea*
Aipo, Sementes de										X				
Alcaçuz	X									X		X		
Alcaravia, Sementes de									X				X	
Alface romana										X				
Alfafa, Raízes de											X			
Alga marinha												X		
Alho					X				X			X	X	
Aloe vera										X				
Amaranto picante										X	X			
Âmbar-cinzento							X						X	X
Ameixeira, Flores de												X		
Ameixeira, Miolo da semente de														X
Amêndoas												X		
Amendoins												X		
Amora						X								
Andorinha, Ninho de	X		X							X				
Anis estrelar				X									X	
Apple cucumbers									X					
Arenque	X													
Arenque, Filhote de			X		X			X						

Arroz glutinoso	X				X				X					X
Arroz glutinoso fermentado	X													X
Arroz glutinoso, Talos de											X			
Arroz polido	X		X					X	X					
Arroz, Brotos de									X					
Aspargos												X		
Aspargos "lúcidos"			X							X				
Assa-fétida												X		
Azaléa, Flores de												X		
Azaléa, Raízes de								X						
Bambu, Brotos de										X				
Bambu, Óleo de												X		
Bambu, Rizomas de										X				
Bananas										X				
Bananas de São-Tomé											X	X		X
Banana de São-Tomé, Sementes da												X		
Bardana										X				
Batatas	X									X				
Batatas-doces	X													
Berinjela, Cálice de											X			
Berinjela, Folhas de														X
Berinjela, Raízes de												X		
Berinjelas (aubergina)										X				X

(Continua)

(Cont.)

Alimentos	Alimentos tônicos									Alimentos reguladores				
	Tônicos comuns				Tônicos orgânicos									
	Energia	*Sangue*	*Yin*	*Yang*	*Pulmão*	*Fígado*	*Coração*	*Estômago*	*Baço*	*Calor tóxico*	*Calor úmido*	*Catarro*	*Circulação energética*	*Circulação sangüínea*
Beterraba, Folhas de										X				X
Blood clam		X						X						
Boi, Carne de	X	X						X	X				X	
Boi, Rim de				X										
Boi, Vesícula biliar de										X				
Cabaceiro												X		
Caço de abóbora													X	
Café							X							
Camarão			X											
Camélia														X
Cana-de-açúcar			X											
Canela, Casca de				X					X					
Cânhamo														X
Cantalupo (melão almiscarado)			X								X			X
Cantalupo, Cálice e receptáculo de											X			
Cantalupo, Sementes de													X	X
Caquis												X		
Caracóis de rio											X			

Carambola			X							X	X			
Caranguejo, Patas de														X
Caranguejos			X							X				X
Carapaças de caranguejo														X
Cardamomo, Sementes de								X					X	
Carne de garça-azul	X													
Carneiro ou bode, Fígado de		X				X								
Carneiro ou bode, Sangue de									X					X
Carneiro ou bode, Vesícula biliar do										X				
Carpa comum											X			
Cássia japonesa, Casca de								X	X					
Cássia japonesa, Frutas de				X				X						
Castanha d'água												X		
Castanhas				X				X	X					X
Cavalinha	X													
Cebola verde, Raízes fibrosas de													X	X
Cebola verde, Sementes de				X										

(*Continua*)

(Cont.)

Alimentos	**Alimentos tônicos**									**Alimentos reguladores**				
	Tônicos comuns				***Tônicos orgânicos***									
	Energia	*Sangue*	*Yin*	*Yang*	*Pulmão*	*Fígado*	*Coração*	*Estômago*	*Baço*	*Calor tóxico*	*Calor úmido*	*Catarro*	*Circulação energética*	*Circulação sangüínea*
Cebola verde, Suco fresco de														X
Cebolas												X		
Cebolas verdes, Cabeças brancas de													X	X
Cebolinha verde, Bulbos de													X	
Cebolinho, Bulbos e raízes de														X
Cebolinho, Sementes de				X		X								
Cebolinhos													X	X
Cenouras									X				X	
Cerejas	X													
Cerejeira, Folhas de								X	X					
Cerejeira, Raízes de												X		
Cerveja							X							
Cervo, Rins de				X										
Chá							X					X		
Chá de melões										X				
Chá de sementes													X	
Chicória							X							
Cidras												X	X	

Cidreira, Folhas de											X			
Clams								X		X		X	X	X
Coco, Casca de											X			
Coco, Leite de			X											
Coco, Polpa do	X													
Coelho	X		X							X				
Coelho, Fígado de						X								
Coentro														X
Cogumelo shiitake	X							X				X	X	
Cogumelos brancos			X					X						
Cogumelos comuns, Gomo de												X	X	
Colza														X
Colza, Sementes de													X	X
Couve-rábano, Folhas de												X		
Cravo-da-índia, Óleo de				X				X						
Cravos-da-índia				X										
Crisântemos								X		X				
Crown daisies								X	X					
Cucumber vines											X			
Damasco amargo, Sementes de												X		
Damasco doce, Sementes de			X											
Deer horns ("chifres")														X

(Continua)

(*Cont.*)

Alimentos	**Alimentos tônicos**									**Alimentos reguladores**				
	Tônicos comuns				***Tônicos orgânicos***									
	Energia	*Sangue*	*Yin*	*Yang*	*Pulmão*	*Fígado*	*Coração*	*Estômago*	*Baço*	*Calor tóxico*	*Calor úmido*	*Catarro*	*Circulação energética*	*Circulação sangüínea*
Donggui		X												
Endiva amarga										X				
Endiva chinesa										X				
Endro, Sementes de				X					X				X	
Enguia	X													
Enguia, Sangue de														X
Epiphyllum												X		
Erva do mar												X		X
Erva-doce, Raízes de				X									X	
Erva-doce, Sementes de				X				X					X	
Ervilhas			X											
Espinafre		X												
Esturjão	X													X
Faisão									X					
Feijão azuqui, Brotos de											X			
Feijão azuqui, Flores de										X				
Feijão comum			X											
Feijão-de-soja pretos secos, Brotos de											X			

Feijão, Bebida de												X		
Feijão preto, Peles de		X												
Feijão vermelho													X	
Feijões azuqui										X				
Feijões-de-soja amarelos											X			X
Feijões pretos														X
Feijões verdes brancos	X								X					
Feno-grego (feno-grego Oriental), Sementes de				X										
Fígado de boi	X					X								
Figos			X							X		X		
Figueira, Folhas de											X			
Figueira, Raízes de													X	
Fingered citron												X	X	
Fingered citron roots													X	
Flores-de-lis										X				
Framboesas				X		X								
Freixo picante, Raízes de				X										
Fruta do espinheiro de casca branca						X								
Frutas da longevidade												X		

(Continua)

(*Cont.*)

Alimentos	Alimentos tônicos									Alimentos reguladores				
	Tônicos comuns				Tônicos orgânicos									
	Energia	*Sangue*	*Yin*	*Yang*	*Pulmão*	*Fígado*	*Coração*	*Estômago*	*Baço*	*Calor tóxico*	*Calor úmido*	*Catarro*	*Circulação energética*	*Circulação sangüínea*
Frutas do espinheiro de casca branca chinesa							X							
Galinha	X													
Galinha, Claras de										X				
Galinha, Fígado de						X								
Galinha, Ovos de		X	X										X	
Galinha, Sangue de														X
Galinha, Vesícula biliar de										X		X		
Ganso, Carnes de	X													
Ganso, Vesícula biliar de										X				
Geléia real			X			X			X					
Gengibre, Folhas de														X
Gergelim preto, Sementes de						X						X		
Ginsém	X						X							
Ginsém do Ocidente					X									
Girassol, Receptáculo discóide de											X			
Gramadeira										X		X		

Gramadeira, Raízes de											X			
Grãos destiláveis														X
Grass carp								X						
Grass carp gall									X					
Hair vegetable										X		X		
Hairtail								X						
Hawthorn fruits											X		X	X
Hemerocales											X			
Horse beans									X					
Hortelã													X	
Hortelã-pimenta										X		X		
Hyacinth bean flowers								X	X					
Hyacinth beans									X					
Inhames			X		X				X					
Jacas, 174	X													
Jasmim, Flores de													X	
Kiwi, Raízes de														X
Kumquat, Bolo de												X		
Kumquat, Raízes de													X	
Kumquats (fruto de árvore cítrica chinesa)			X									X	X	
Lagosta												X		
Lágrimas-de-jó					X									
Lágrimas-de-jó, Folhas de								X						

(*Continua*)

(*Cont.*)

Alimentos	**Alimentos tônicos**									**Alimentos reguladores**				
	Tônicos comuns				***Tônicos orgânicos***									
	Energia	*Sangue*	*Yin*	*Yang*	*Pulmão*	*Fígado*	*Coração*	*Estômago*	*Baço*	*Calor tóxico*	*Calor úmido*	*Catarro*	*Circulação energética*	*Circulação sangüínea*
Lágrimas-de-jó, Raízes de									X		X			
Laranja, Bolo de												X		
Laranjas azedas, Caules de												X		
Laranjas trifoliadas								X						
Laranjas verdes doces, Caules de												X		
Laranjeira, Caules de												X	X	
Laranjeira, Folhas de												X	X	
Laver												X		
Leite de égua		X												
Leite de vaca			X		X			X						
Leite humano		X												
Lesma do mar		X	X									X		
Limão, Folhas de												X	X	
Limoeiro, Caules de												X		
Limoeiro, Raízes de														X
Limões			X											
Limões-doces													X	
Longan, Carapaças de							X							

Longan, Sementes de													X	
Longans	X	X					X		X					
Loquat, Flores de												X		
Loquat, Folhas de												X		
Loquat, Sementes de												X	X	
Loquats			X											
Lótus, Brotos de														X
Lótus, Caules de										X			X	
Lótus, Flores de														X
Lótus, Pó do rizoma de	X													
Lótus, Rizomas de										X				X
Lótus, Sementes das frutas de							X		X					
Maçã, Cascas de												X		
Maçãs			X											
Madrepérola										X		X		
Madrepérola, Sagu de									X					
Madressilva										X				
Madressilva, Talos e folhas de										X				
Malte													X	
Maltose			X											
Malva, Raízes de										X				
Mamona, Raízes de														X
Mangas			X					X						

(Continua)

(*Cont.*)

Alimentos	Alimentos tônicos									Alimentos reguladores				
	Tônicos comuns				***Tônicos orgânicos***									
	Energia	*Sangue*	*Yin*	*Yang*	*Pulmão*	*Fígado*	*Coração*	*Estômago*	*Baço*	*Calor tóxico*	*Calor úmido*	*Catarro*	*Circu-lação ener-gética*	*Circu-lação san-güínea*
Mangueira, Folhas de													X	
Manjericão doce										X			X	X
Medusa												X		
Medusa, Pele de												X		
Mel	X		X							X		X		
Melancias			X											
Menta canforada										X			X	
Mexilhões			X			X							X	
Milho, Barbas de											X			
Milho, Espigas de									X					
Milho, Raízes de														X
Milho-zaburro		X							X					
Moluscos											X			
Moluscos bivalves de água doce, Várias espécies de			X											
Moluscos bivalves do mar, Várias espécies de			X											
Morango, Toda a planta do										X				
Morangos						X				X				
Mostarda branca ou amarela														X

Mostarda marrom folhosa												X	X	X
Mostarda, Sementes de												X	X	
Mother chrysanthemums										X				
Mung bean, Pó de										X				
Mung bean, Brotos de										X				
Mung beans										X				
Nabo, Flores de						X								
Nabo, Sementes de											X			
Nogueira-do-Japão, Folhas de							X							
Noz japonesa fresca														X
Nozes			X		X							X		
Nozes de areca, Flores-macho de								X						
Nozes de lechia		X	X										X	
Nozes do Japão cozidas	X				X									
Óleo de chá										X				
Olivas											X	X		
Olivas Russas (oleastro)										X				
Orégão (manjerona doce)												X	X	
Orquídea, Folhas de										X			X	
Osso de cachorro									X					X

(*Continua*)

(*Cont.*)

Alimentos	Alimentos tônicos									Alimentos reguladores				
	Tônicos comuns				**Tônicos orgânicos**									
	Energia	*Sangue*	*Yin*	*Yang*	*Pulmão*	*Fígado*	*Coração*	*Estômago*	*Baço*	*Calor tóxico*	*Calor úmido*	*Catarro*	*Circulação energética*	*Circulação sangüínea*
Ostra, Carapaças de												X		
Ostras		X	X									X		
Palmeira, Sementes de		X												
Partasana, Pólen de														X
Partasanas										X				
Pata em conserva, Ovos de										X				
Pata, Ovos de			X											
Pato			X					X						
Peixe mandarim	X	X												
Peixe esbranquiçado ou prateado da família do salmão, Qualquer								X	X					
Peixe, Vesícula natatória de														X
Peônia, Casca da raiz de														X
Peônia, Flores de														X
Pêra, Cascas de										X				
Peras			X									X		
Perch						X		X	X					

Pêssego, Miolo da semente de														X
Pêssegos														X
Pessegueiro, Flores de												X		X
Pessegueiro, Raízes de														X
Pimenta branca												X		
Pimenta, Folhas de														X
Pimenta, Rizomas de														X
Pimenta-da-Jamaica, Raízes de														X
Pimenta-do-reino												X		
Pimentas-da-Jamaica vermelhas			X					X						
Pimenta-malagueta														X
Pistache, Nozes de				X					X					
Planta aquática do gênero *Sagittaria*														X
Polvo	X	X												
Polvo, Qualquer		X	X											
Pomba, Carne de	X													
Pomba, Ovos de	X													
Porco			X											
Porco, Fígado de		X				X								
Porco, Miolo de										X				
Porco, Pâncreas de					X				X					
Porco, Pé de		X												
Porco, Testículos de				X										

(*Continua*)

(Cont.)

Alimentos	**Alimentos tônicos**									**Alimentos reguladores**				
	Tônicos comuns				***Tônicos orgânicos***									
	Energia	*Sangue*	*Yin*	*Yang*	*Pulmão*	*Fígado*	*Coração*	*Estômago*	*Baço*	*Calor tóxico*	*Calor úmido*	*Catarro*	*Circulação energética*	*Circulação sangüínea*
Porco, Tutano de			X											
Porco, Vesícula biliar de										X				
Presunto		X							X					
Purslane										X				X
Queijo			X		X									
Queijo tofu	X		X							X		X		X
Rã			X						X	X	X			
Rabada		X		X										
Rabanete, Folhas de													X	
Rabanete, Sementes de												X		
Rabanetes												X		X
Raízes velhas de rabanete seco												X		
Rambutan										X				
Repolhos chineses											X			
Romã (frutas doces)			X											
Rosas													X	X
Rosas chinesas										X				X
Rosas chinesas, Pétalas de										X				X
Sal										X		X		

Soja, Óleo de feijão de											X			
Soja, Pasta de feijão de										X				
Sweet bean roots													X	
Sword bean shells														X
Sword beans (saber beans)				X										
Tainha									X					
Tâmaras	X		X									X		
Tâmaras azedas						X								
Tâmaras vermelhas e pretas	X							X	X					
Tangerina, Caules da árvore de										X			X	
Tangerina, Sementes de												X	X	
Tangerinas (Mandarim)			X											
Tangerinas													X	
Tartaruga verde			X								X		X	X
Tea grown in Yunnan												X		
Timo												X		
Tomates			X											
"Toon" Chinês										X				
"Toon" Chinês, Folhas de										X				
Toranja, Cascas de												X		

(*Continua*)

(*Cont.*)

Alimentos	**Alimentos tônicos**									**Alimentos reguladores**				
	Tônicos comuns				***Tônicos orgânicos***									
	Energia	*Sangue*	*Yin*	*Yang*	*Pulmão*	*Fígado*	*Coração*	*Estômago*	*Baço*	*Calor tóxico*	*Calor úmido*	*Catarro*	*Circulação energética*	*Circulação sangüínea*
Toranja, Flores de													X	
Toranja, Raízes de árvore de													X	
Toranjas										X		X	X	
Toucinho			X								X			
Trigo							X			X				
Trigo-sarraceno											X			
Trigo, Semente de											X			
Tubarão, Barbatana de	X											X		
Tubarão, Carne de														X
Tubarão, Vesícula natatória de			X	X	X		X					X		
Urso, Vesícula biliar de										X				
Uva, Folhas de parreira de										X				
Uvas	X	X												
Vagem ou feijão verde			X						X				X	
Vinagre													X	X
Total de alimentos listados 385	39	23	58	21	13	16	14	29	40	74	37	85	63	77
	253									**336**				

5 Alimentos Tônicos Energéticos

Os tônicos energéticos aumentam o nível de energia no organismo, especialmente nos órgãos internos do sistema digestivo. A deficiência energética pode resultar de uma doença crônica, doenças, fatores genéticos deficientes e velhice.

FÍGADO DE BOI

Sintomas – Visão embaçada, tontura, cegueira noturna, atrofia óptica, disenteria, diarréia.

Preparação – Corte o fígado de boi para cozinhar com fruta do espinheiro de casca branca para tontura e manchas na frente dos olhos. Ferva o fígado de boi em água até cozinhar; então pique e tempere-o com vinagre para tratar disenteria e diarréia.

Clássicos – Um clássico alimentar Chinês escrito em 493 disse: "Quando uma pessoa sofre de cegueira noturna, ela não pode ver a noite como um pássaro. Deveria ser tratada comendo fígado de boi, porque este pode estimular a visão."

Nutrição – Cem gramas de fígado de boi contêm 18.300UI de vitamina A, a qual é responsável pela efetividade na estimulação da visão e no tratamento da cegueira noturna.

Ninho de Andorinha

Sintomas – Tosse, asma, vômito ou tosse sanguinolenta, diarréia crônica, estômago desarranjado ou úlceras, urinação freqüente, incontinência, supuração vaginal, suores noturnos, bronquite crônica, enfisema, doença estomacal ou pulmonar, sarampo.

Preparação – Para uma tosse seca e suores noturnos, prepare 10g de ninho de andorinha, 10g de cogumelos brancos e 2g de açúcar em pedra. Embeba o ninho de andorinha e os cogumelos brancos em água por 20min; então lave e remova-o, e adicione o açúcar em pedra. Vaporize-o sobre a água até cozinhar. Alternativamente, prepare 5g de ninho de andorinha e 5g de ginsém Ocidental. Vaporize-os sobre a água até cozinhar; coma-o nas refeições.

Para bronquite crônica, enfisema e vômito de sangue, prepare uma pêra descaroçando-a para remover as sementes; então esprema 4g de ninho de andorinha dentro da pêra. Adicione 2g de açúcar em pedra e vaporize-o sobre a água fervendo. Coma uma vez toda manhã sem interrupção.

Para um desarranjo estomacal e vômito, embeba 8g de ninho de andorinha em água, então vaporize-o sobre a água fervendo. Ferva-o em 2 xícaras de leite e beba-o de uma vez.

Para úlcera estomacal, pique 20g de ninho de andorinha e ferva em uma xícara de água até cozinhar. Adicione 2g de açúcar à água fervendo. Remova-o do calor, coma o ninho de andorinha e beba o caldo três vezes diariamente (20g de ninho de andorinha é a quantidade média para cada refeição por pessoa).

Nutrição – Ninho de andorinha contém proteínas variadas e mucina, a qual é uma glicoproteína encontrada na saliva e no muco. Ele fornece também glicose (açúcar de uva), enxofre e nitrogênio. O ninho de andorinha é um importante tônico *Yin* devido à presença de mucina nele.

Notas – Ninho de andorinha é um ninho feito pelos andorinhões esculentos comestíveis das substâncias gelatinosas regurgitadas. Os andorinhões esculentos comestíveis são pássaros migratórios da família Micropodidae conhecida pelos seus vôos rápidos. Desde então os andorinhões esculentos comestíveis estão constantemente voando sobre o oceano, particularmente no Sudeste da Ásia; eles alimentam-se de peixes pequenos, algas marinhas e erva marinha. As substâncias gelatinosas que regurgitam são usadas para construir os ninhos, diferente de outros pássaros que constroem os seus com galhinhos, grama e lama.

O ninho de andorinha pode ser encontrado ao longo da costa Chinesa sulista apenas em uma quantidade limitada. Pode ser encontrado também na Península Malaio, na Índia, e em Java na Indonésia. O ninho de andorinha de melhor qualidade é produzido em grandes quantidades na Tailândia. Por ser tão vital para a economia da Tailândia, o governo possui um monopólio virtual sobre a produção.

Uma vez que os andorinhões esculentos comestíveis constroem seus ninhos sobre precipícios escarpados e rochedos salientes, é extremamente perigoso mesmo para trabalhadores altamente especializados a coletá-los. O governo da Tailândia treina macacos para fazer o trabalho.

Para preparar o ninho de andorinha para cozinhar, lave-o em água limpa fria; então troque a água e embeba-o por 5 a 6h. Quando ele tornar-se macio, os fios e a lama de dentro flutuarão para a superfície, a qual pode ser removida pela mão. Lave-o de novo e deixe secar. Pique-o e coloque em uma panela e adicione uma xícara de água para 20g de ninho de andorinha. Cozinhe por aproximadamente 15min; então adicione açúcar em pedra ou fatias de galinha e sal para temperá-lo.

Os Chineses estavam trocando porcelana por ninhos de andorinha com alguns países estrangeiros já na Dinastia Tang (618 – 907). Pela era da Dinastia Ming (1368 – 1644), o ninho de andorinha tinha se tornado o mais precioso prato no palácio real. Freqüentemente usa-se a disponibilidade do ninho de andorinha como um critério para julgar um restaurante Chinês no Ocidente; um restaurante que não serve ninho de andorinha não é um autêntico restaurante Chinês.

Sementes de Abóbora Amarga ("Balsam Pear Seeds")

Sintomas – Fadiga e impotência.

Preparação – Frite as sementes de abóbora amarga e esmague-as até virar pó. Tome 10g do pó de cada vez com um pouco de conhaque 3 vezes diariamente por 10 dias como um tratamento para a impotência. Não beba mais do que a metade de um copo de conhaque em um dia; o conhaque é para reforçar os efeitos das sementes de abóbora amarga, não para induzir a intoxicação.

Nutrição – Com 8,6% de água, 21,8% de pó, 19,5% de fibra, 16,4% de carboidratos, 31% de gordura e momordicina.

Notas – "Balsam pear" tem gosto amargo, devido a isso ele é chamado de abóbora amarga, mas as suas sementes têm gosto doce. Quando as sementes têm gosto amargo, não deveriam ser ingeridas devido à possibilidade de causarem enfermidade e diarréia.

Cerejas

Sintomas – Reumatismo, laringite, entorpecimento dos membros, sarampo, fadiga.

Clássicos – Um clássico sobre alimento escrito no século XV dizia: "Cereja é benéfica para todos os tipos de deficiência. Ela pode afinar a deficiência energética em particular e umedecer a pele. A cereja pode ser embebida em vinho para ser bebida como uma cura para paralisia, entorpecimento e dor reumática".

Um outro clássico alimentar escrito em 1590 dizia: "Cereja pode ser comida por vermes depois de exposição prolongada à chuva, o que freqüentemente permanece indetectável. Para estar certo que isso não aconteceu, embeba a cereja em água por um longo tempo, enquanto isso os vermes de dentro da cereja sairão antes de comê-la. Uma pessoa tem feito experiência sobre isso e achou isso muito prático."

Nutrição – Cem gramas de cerejas contêm 5,9mg de ferro, o que é em maior quantidade do que em outras frutas, e também quatro a cinco vezes mais caroteno do que maçãs, laranjas ou uvas.

Nota – Acredita-se que as cerejas são tradicionalmente capazes de gerar calor excessivo no organismo. Por esta razão, elas são chamadas de "frutas do fogo".

GALINHA

Sintomas – Diarréia, apetite pobre, edema, diabetes, urinação freqüente, supuração e sangramento vaginal, fraqueza ou escassez de secreção de leite depois do nascimento do bebê, reumatismo, tosse.

Preparação – Para artrite reumática, ferva 100g de caule de romã em água (disponível em lojas de ervas Chinesas) com galinha para fazer um caldo, coma-o depois.

Para edema, ferva um galo em água com 100g de feijões vermelhos (ou feijões azuqui) para comer nas refeições.

Clássicos – Um clássico alimentar escrito em 1861 dizia: "Galinha afina deficiência, esquenta o estômago, fortalece tendões e ossos, promove circulação sangüínea, regula a menstruação, acaba com a supuração vaginal, controla a urinação freqüente e corrige a fraqueza física em mulheres depois do parto."

Um outro clássico alimentar escrito no século XVIII dizia:" Lave uma galinha preta e ferva-a em meia garrafa de vinho com algumas ervas tônicas energéticas (como ginsém). Feche-o e deixe pernoitecer antes de beber para a recuperação do fortalecimento depois do parto."

Nutrição – Galinha contém muitos ácidos graxos insaturados que são considerados benéficos aos pacientes de doenças cardiovasculares que necessitam mais proteína sem muito colesterol. Já que a proteína animal é melhor do que a proteína vegetal, a galinha serve como uma boa fonte dela.

O caldo de galinha é um famoso prato Chinês, e muitos Chineses apenas bebem o caldo sem comer a galinha. Entretanto, esta prática tem mudado hoje, porque a população Chinesa tem começado a se dar conta de que ambos, o caldo e a galinha, contêm nutrientes diferentes. Muitos compostos nitrogenados contidos na galinha tornar-se-ão solúveis no caldo, incluindo a creatina, creatinina e purina, as quais podem estimular a secreção de líquidos digestivos para melhorar o apetite; por outro lado, as vitaminas solúveis em água, B_1 e B_2 em particular, são encontradas no caldo de galinha.

A maior parte das proteínas permanecerá na galinha com apenas uma pequena quantidade delas solúvel no caldo. Se você está sofrendo de gota ou artrite gotosa ou possui um alto nível de ácido úrico no sangue, você pode abster-se de beber sopa, e coma apenas a galinha. Para pacientes de pós-operatório que necessitam de nutrientes, o caldo de galinha pode provar-se benéfico.

Notas – Acredita-se que a galinha é o mais poderoso alimento tônico energético. Entretanto, muitos médicos Chineses acreditam que as galinhas no Ocidente não são tão nutricionalmente potentes como aquelas criadas na China, se bem que as galinhas no Ocidente revelam-se maiores. As velocidades nas quais essas galinhas crescem e os seus tamanhos não correspondem sempre aos seus valores nutricionais sobre o ponto de vista Chinês.

Nem todas as galinhas são igualmente potentes como um alimento tônico energético. Um tipo particular chamado "galinha preta" é considerado o melhor alimento tônico energético. As galinhas pretas são relativamente menores do que as outras galinhas, e a maior parte delas possui fios pretos por todo o corpo, mas algumas possuem fios brancos.

É um costume entre as mulheres Chinesas que depois de cada parto, deveriam tomar todos os tipos de tônicos, incluindo os alimentos tônicos energéticos. A galinha preta é um dos tônicos rotineiramente usados. Uma galinha gorda possui abundância de gordura no organismo e na pele; por essa razão, uma pessoa que bebe o caldo pode desenvolver diarréia, particularmente quando ela sofre de indigestão ou possui um sistema digestivo fraco.

Uma fórmula herbal Chinesa famosa estabelecida em 1774 chamada de tabletes de galinha preta é tão efetiva que os médicos Chineses em Hong Kong rotineiramente a recomendam para qualquer mulher com distúrbios menstruais. A fórmula tem sido produzida em um remédio patenteado pela fábrica farmacêutica de Peking. Ela é usada para tratar de quatro sintomas essenciais: distúrbios menstruais, supuração e sangramento vaginal, lumbago e dor nas pernas, e fraqueza particularmente após um parto. (Quando eu visito meus parentes em Taiwan, eu sempre trago tabletes de galinha preta como presentes porque eles normalmente não têm acesso aos tabletes.)

Os herbanários Chineses no século III a.C. inventaram uma receita para caldo de galinha para pessoas com deficiência energética. Prepare uma galinha e corte-a em pequenos pedaços. Se você possui pele seca, deixe a galinha intacta. Esteja certo de que a frigideira está limpa e seca sem óleo nela. Frite a galinha na frigideira e adicione um pouco de óleo vegetal e algumas fatias de gengibre, e continue a fritar até cozinhar. Adicione três xícaras de água e meia xícara de vinho cozido e ferva por 20min. Esse é considerado um tônico energético máximo.

Aqui está um outro modo de cozinhar caldo de galinha como um alimento tônico energético efetivo: Pique uma galinha em pequenos pedaços e remova toda a gordura e a pele. Lave os cubos de galinha com vinho, não com água. Vaporize a galinha sobre a água por 3 a 4h para obter suco. Tempere-a com um pouco de sal e pimenta-do-reino. Esta receita é chamada concentrado de caldo de galinha. De acordo com um relatório, uma pessoa irá melhorar consideravelmente a sua aparência depois de beber esse caldo de galinha concentrado por uma semana ou cerca disso. Uma mulher depois do parto aumentará a sua secreção de leite ao beber este caldo. Tradicionalmente, as famílias Chinesas ricas freqüentemente cozinham arroz com este caldo ao invés de água, o que é considerado como um tônico energético altamente efetivo.

O caldo e o fígado de galinha também fazem uma boa combinação. Prepare 200g de fígado de galinha e esmague-o para parecer geléia ou queijo tofu macio. Adicione duas claras ao fígado e misture-as. Coloque a mistura em um utensílio quadrado para vaporizá-la como um cubo quadrado. Este é tradicionalmente chamado de queijo tofu de galinha, é considerado um tônico energético excelente, particularmente para os idosos e para os bebês, já que eles possuem um sistema digestivo e uma habilidade de mastigação mais fracos.

Noz-do-Japão Cozida

Sintomas – Tuberculose pulmonar, traqueíte, tosse, urinação freqüente, asma, emissão seminal.

Preparação – Ferva 15g de noz-do-Japão em 30g de vinho. Coma a noz-do-Japão e beba o vinho para interromper a emissão seminal.

Ferva 15g de noz-do-Japão em uma xícara de água, e coma-a antes da hora de dormir para interromper a urinação freqüente e enurese nas crianças.

Ferva 9g de noz-do-Japão e 9g de sementes de lótus com 60g de galinha em 30g de vinho. Coma uma vez por dia para interromper a supuração vaginal.

Ferva 10g de noz-do-Japão em uma xícara de água até cozinhar. Adicione uma colher de chá de mel ou açúcar. Beba-a como um caldo para interromper a tosse com catarro e falta de fôlego como na asma.

Frite 10g de noz-do-Japão sem óleo; então ferva-a em uma xícara de água sobre fogo baixo. Adicione uma colher de chá de mel e beba como um caldo para interromper a emissão seminal, enurese, supuração vaginal e urinação freqüente. Alternativamente, moa a noz-do-Japão frita até a forma de pó e tome com água quente para produzir efeitos similares.

Nutrição – O valor alimentar de 100g de noz-do-Japão: proteína, 6,4g; gordura, 2,4g; carboidratos, 36g; cálcio, 10mg; fósforo, 218mg; ferro, 1mg.

Notas – A noz-do-Japão cozida não deveria ser consumida com cerveja, porque esta promove urinação, enquanto a noz-do-Japão cozida pode reduzir a urinação.

O fato de que a noz-do-Japão cozida pode controlar a urinação foi particularmente significante para as mulheres Chinesas no passado quando elas casavam. Até aproximadamente um século atrás, ir ao banheiro no dia dos seus casamentos era considerado uma conduta incorreta para as mulheres. Conseqüentemente, uma mãe sensata freqüentemente chega ao ponto de dar grandes quantidades de noz-do-Japão cozida para sua filha comer no dia do seu casamento para evitar embaraços.

A noz-do-Japão cozida é um tônico pulmonar efetivo, esse é o porquê ela pode curar sintomas, tais como tosse e asma. Uma companhia farmacêutica em Nanking uma vez conduziu uma pesquisa sobre os efeitos da noz-do-Japão e descobriu que pacientes com tuberculose pulmonar foram curados comendo algumas nozes todos os dias por 30 a 100 dias. Foi relatado que entre os 400 pacientes, a febre foi reduzida em 73% dos casos, a transpiração excessiva foi controlada em 77%, a tosse foi interrompida em 66%, a eliminação de sangue pela boca foi detida em 85% e o apetite foi melhorado em 70% dos casos.

Devido à sua cor, a noz-do-Japão é chamada de "fruta branca-silvestre". Ela é vendida nas mercearias Chinesas e lojas de ervas. Os cozinheiros Chineses usam-na para temperar em muitos restaurantes.

ENGUIA

Sintomas – Hemorróidas, sangramento pelo ânus, prolapso do ânus ou do útero, anemia, reumatismo.

Preparação – Use uma faca para cortar a enguia e frite-a para comer nas refeições.

Clássicos – Um clássico herbal escrito no século XV dizia: "A enguia é benéfica para a fadiga. Ela pode fornecer tutano aos ossos, logo eles podem ser fortalecidos."

Um clássico herbal publicado em 1769 dizia: "A enguia cura a desnutrição, disenteria, lumbago, reumatismo, cinco tipos de hemorróidas, eliminação de sangue pelo ânus e supuração vaginal. As mulheres grávidas deveriam evitá-la". O mesmo livro dizia: "A enguia não possui pés, mas ela é forte e rápida nos movimentos. Alguém pode facilmente imaginar o que acontecerá quando se come enguia, porque a sua energia mover-se-á muito rápido por toda parte do corpo para melhorar a circulação energética e formar um organismo vigoroso."

Nutrição – O valor alimentar de 100g da porção comestível contém 80g de água, 18,8g de proteína, 0,9g de gordura, 1g de pó, 38mg de cálcio, 150mg de fósforo e 1,6mg de ferro.

GINSÉM

Sintomas – Fadiga, diarréia, tosse, apetite pobre, transpiração excessiva, palpitações, falta de fôlego, diabetes.

Preparação – Tome 1 a 2g de pó de ginsém puro, três vezes diariamente para corrigir doenças por deficiência crônica; ou tome 2mL de extrato de ginsém contendo aproximadamente 1g de suco puro de ginsém, três vezes diariamente. Ambos, o pó e o extrato, estão prontamente disponíveis nas lojas.

Ferva 10g de raiz de ginsém em uma xícara de água sobre fogo baixo até esta ser reduzida a um quarto de xícara. Beba tudo diariamente para tratar falta de fôlego, transpiração excessiva e membros frios.

Ferva 30g de raiz de ginsém em duas xícaras de água sobre fogo baixo até esta ser reduzida a um quarto de xícara. Beba pacientemente tudo de uma vez como uma medida de primeiros-socorros para reduzir choque.

Clássicos – Um clássico alimentar Chinês escrito em 1061 dizia: "Ao invés de testar o efeito do ginsém, dois companheiros fizeram uma competição com um mascando ginsém enquanto o outro não. Isso revelou que aquele que mascou o ginsém venceu a competição facilmente. Isto deveria demonstrar o poder do ginsém como um tônico energético." Quando pessoas sofrem de falta de fôlego (freqüentemente observado entre os idosos) e acham difícil respirar enquanto andam, por exemplo, o ginsém pode mostrar-se muito benéfico para estas pessoas, com bons resultados dentro de poucos dias.

Pesquisa – O ginsém pode estimular o sistema nervoso central, acelerar os impulsos nervosos e manter o equilíbrio na córtex cerebral. Quando administrado em uma pequena dosagem, o ginsém pode contrair o coração como um glicosídeo cardíaco ou elevar levemente a pressão sangüínea. Ele também pode abaixar o açúcar do sangue e regular o metabolismo do colesterol, esse é o porquê do ginsém ser efetivo para o tratamento da diabetes e para baixar o nível de colesterol sangüíneo. Por outro lado, o ginsém também pode aumentar a habilidade dos macrófagos para ingerir e destruir os microrganismos, o que significa que ele pode aumentar o nível das funções imunológicas do organismo.

Notas – O melhor ginsém Chinês é cultivado em "Mont Long White" na Província de Jilin no nordeste da China. Devido a isto freqüentemente desenvolve-se perigosamente em rochedos íngremes, é muito difícil de apanhá-lo. Quando alguém é sortudo o bastante para apanhar um pouco de raízes de ginsém que são de 50 ou 100 anos de idade, este tornar-se-á muito rico de verdade. Há um mundo de diferenças entre o ginsém cultivado num jardim e a larga variedade encontrada nas montanhas altas, porque acredita-se que este é muito mais efetivo quanto àquele. Infelizmente, a maior parte das raízes de ginsém no mercado é cultivada por apenas poucos anos. Ouviu-se uma vez de uma companhia Canadense na Columbia Britânica negociando um acordo com a China para cultivar o ginsém Ocidental em uma fazenda, mas o obstáculo na negociação era a preferência dos Chineses pelas raízes de ginsém serem cultivadas durante 10 ou mais anos.

O fato de que o ginsém pode promover a longevidade pode ser ilustrado pela seguinte história contada por um comerciante de ginsém. "Meu avô gostava muito de mulheres, e ele teve um total de oito concubinas em seu tempo de vida. Quando ele alcançou os 70 anos de idade, tornou-se muito fraco devido ao prazer sexual na sua juventude. Primeiro, ele ficou paralisado apenas na metade inferior do seu corpo com a metade superior ainda completamente saudável, mas gradualmente todo seu corpo ficou paralisado. Muitos médicos foram convidados a tratá-lo, mas sem sucesso. Um dia um médico notável disse aos membros da família: 'Eu posso não salvar a sua vida, mas posso fazê-lo viver por um longo tempo'. Este médico sugeriu o uso de ginsém produzido no "Mount Long White" todos os dias. As raízes de ginsém eram muito caras naquela época, mas como o médico predisse, meu avô viveu outros 3 anos repletos. Ele morreu aos 73 anos de idade, quando a maior parte dos médicos acreditava que ele morreria dentro de poucos meses."

Arroz Glutinoso

Sintomas – Diabetes, urinação freqüente, diarréia, transpiração excessiva.

Preparação – Frite uma libra de arroz glutinoso com 40g de inhame numa frigideira sem óleo. Esmague até tornar-se em forma de pó; então tome colheres de chá de pó com uma colher de chá de açúcar e um pouco de pimenta-do-reino toda manhã para curar diarréia crônica e apetite pobre.

Embeba uma libra de arroz glutinoso em água uma noite antes. Remova-o na manhã seguinte e frite-o sobre fogo baixo até estar bem quente. Misture-o com 50g de inhame e moa até virar pó. Misture cinco colheres de chá de pó em meia xícara de água quente; adicione uma colher de chá de açúcar mascavo e um pouco de pimenta-do-reino. Beba-o toda manhã para aumentar a fertilidade na mulher.

Clássicos – Um clássico alimentar publicado em 1625 dizia: "A razão do arroz glutinoso poder parar a diarréia crônica é que ele é freqüentemente adequado para a deficiência estomacal e esplênica, e o arroz glutinoso é um tônico esplênico e estomacal."

MEL

Sintomas – Neurastenia, hipertensão, cardiopatia, arteriosclerose coronária, doenças no fígado, no pulmão e nos olhos, úlcera péptica, diabetes, disenteria, constipação, anemia, colite, asma, tuberculose pulmonar, queimaduras.

Preparação – Misture o mel em água para uma melhor absorção. O consumo de 100 a 200g de mel por dia é considerada adequada para os adultos (dosagem reduzida para crianças). Já que o mel contém grandes quantidades de carboidratos, grandes quantidades consumidas dentro de um único dia podem interferir na função normal da insulina. A seguir está uma administração padrão do mel para dois meses: 30 a 60g de mel na manhã, 60 a 80g à tarde, 30 a 60g ao anoitecer, uma hora antes das refeições ou duas horas após as refeições. Às crianças deve ser dado uma colher de chá todo o dia (aproximadamente 30g de mel).

Prepare 20g de alcaçuz e 10g de casca de laranja seca. Ferva os dois ingredientes em 2 xícaras de água até esta ser reduzida à metade. Peneire e adicione 100g de mel em água. Divida-o em três dosagens por um dia de consumo para curar doença do estômago e úlceras pépticas.

Vaporize 60g de sementes de gergelim pretas até cozinhar; então esmague-as até tornarem-se uma substância gelatinosa e misture com 100g de mel. Derrame a mistura em meia xícara de água fervendo e misture-a cuidadosamente. Divida em duas dosagens e beba-o em um dia para curar hipertensão e constipação.

Clássicos – Acredita-se que a existência do mel data de milhões de anos atrás. O primeiro clássico herbal Chinês publicado no século III a.C., intitulado de *The Agriculture Emperor's Materia Medica*, dizia: "Um consumo prolongado de mel irá fortalecer a força de vontade, controlar a fome e fazer alguém sentir-se rejuvenescido e viver uma longa vida."

Um outro clássico Chinês escrito em 1861 dizia: "O mel possui cinco funções terapêuticas – a saber, para eliminar o calor tóxico, tom de deficiência energética, desintoxicação, lubrificar a secura e aliviar a dor. O mel fresco é frio, esse é o porquê dele poder eliminar o calor tóxico no organismo. O mel cozido é quente, esse é o porquê dele poder mudar o tom de deficiência energética. O mel é doce em sabor e neutro em energia, esse é o porquê dele poder desintoxicar. O mel é mole e aquoso, esse é o porquê dele poder lubrificar a secura. O mel é suave nos efeitos e possui uma tendência em diminuir os sintomas agudos, esse é o porquê dele poder aliviar a dor abdominal e dores das úlceras. Um outro efeito importante do mel é o de integrar os efeitos de ingredientes variados, esse é o porquê dele ser usado em muitas fórmulas herbais. A esse respeito, o mel é muito parecido com o alcaçuz na terapia herbal Chinesa."

Um terceiro clássico Chinês datando de 1625 dizia: "O mel fresco é frio em energia e variável na ação, esse é o porquê dele poder causar diarréia ou tratar a constipação. Quando uma pessoa sofre de diarréia devido à deficiência energética do intestino grosso e indigestão, o mel deve ser usado como um remédio. Quando o vômito e a intoxicação ocorrem, o mel não deve ser usado tampouco. Quando ocorre inchação abdominal, o mel não deve ser usado como um remédio. Quando alguém sofre de beribéri com calor úmido no organismo, o mel não deve ser usado como remédio."

Nutrição – O mel contém 5,5 a 25% de água, 0,08 a 1,10% de pó, 0,26 a 4,4% de proteína, 70 a 80% de carboidratos, incluindo glicose (35 a 36%), frutose (36%) e sacarose (1,71 a 2,6%). Um pesquisador Japonês encontrou mais de 30 tipos de carboidratos no mel; mais de 20 deles eram cetose, a qual é um carboidrato contendo cetonas. O valor alimentar de 100g de mel: calorias, 304; vitamina B_1, 5,5 a 135mg; vitamina B_2, 20mg; vitamina B_6, 227 a 480mg; ácido nicotínico (vitamina PP), 63 a 590mg; ácido pantotênico (vitamina B_3), 25 a 125mg; biotina, 6,6mg; ácido fólico, 3mg; vitamina C, 500 a 6.500mg; vitamina K, 25mg; e vitamina B_{12}, 0,01mg.

O mel contém 0,04 a 0,06% de minerais em média. As pesquisas indicam que 1kg de mel contém: cobre, 0,61 a 2,36mg; cobalto, 0,064 a 0,2mg; ferro, 2,07 a 26,52mg; zinco, 3,25 a 28,25mg; cálcio, 35,07 a 340,61mg; e fósforo, 100 a 1.090mg. O mel também contém 0,1% de ácido orgânico, incluindo o ácido málico, láctico e fórmico, e pode ser conservado por um longo tempo. Estudos têm mostrado que o mel contém 0,1 a 0,4% de inibição, o qual pode inibir o desenvolvimento de microrganismos, mas a ação de inibição é reduzida à exposição à luz e ao calor. Contudo, na falta de luz e quando a temperatura está abaixo de 25°C, a inibição no mel permanece ativa.

Pesquisa – Tem sido descoberto que uma injeção de mel puro na veia de cachorros de laboratório causa uma diminuição na pressão sangüínea e uma expansão dos vasos sangüíneos coronários. Isto é atribuído à presença de acetilcolina, a qual desempenha um importante papel na transmissão de impulsos nervosos. Isso causa um bloqueio neuromuscular quando está em deficiência ou em excesso.

Quando a pressão sangüínea está muito baixa, o mel pode elevá-la a níveis normais. O mel também é efetivo como um tônico coronário para tratar cardiopatias, incluindo parada cardíaca. Este efeito é atribuído às grandes quantidades de carboidratos contidas no mel.

Num experimento no qual a glicose e o mel eram administrados para dois grupos de diabéticos, os resultados mostraram uma diminuição significante de açúcar no sangue no grupo que recebeu mel. Entretanto, um outro experimento indicou um resultado oposto no qual 26 pessoas receberam uma injeção endovenosa de mel, incluindo 11 pessoas normais, 12 pacientes cardíacos e com problemas no fígado e 3 diabéticos. Quando o açúcar no sangue foi medido dentro de 40 a 120min depois da injeção, um aumento temporário foi encontrado. Os achados contraditórios foram atribuídos à presença de acetilcolina e grandes quantidades de carboidratos no mel, devido a acetilcolina poder abaixar o açúcar no sangue enquanto os carboidratos podem elevá-lo. Quando uma pessoa consome uma pequena quantidade de mel, os efeitos da acetilcolina invalidam os carboidratos; como as quantidades de mel aumentam, os carboidratos causam um aumento temporário no açúcar do sangue.

Por outro lado, uma injeção intramuscular de mel em animais de laboratório resulta em um aumento do glicogênio hepático (carboidratos armazenados no fígado), um aumento maior do que a injeção de glicose numa quantidade similar.

A efetividade do mel no tratamento de úlceras pépticas tem sido descoberta ser tão alta quanto 82%. Depois dos exames de raio X, 50% dos pacientes têm suas úlceras curadas depois de serem tratadas com mel. O mel pode regular a quantidade de ácido estomacal pela inibição de suas secreções quando ela torna-se excessiva e aumentando-a quando ela está insuficiente, largamente dependente do senso de oportunidade do consumo e da concentração. Quando o mel é adquirido oralmente uma hora e meia antes das refeições, pode inibir a secreção de ácido estomacal; se ele for tomado justamente após as refeições, pode aumentar a secreção. Quando o mel é tomado quente, pode diluir os líquidos estomacais e reduzir o grau de sua acidez, mas quando ele é tomado frio, pode elevar a acidez e estimular os movimentos do trato intestinal. Quando o mel é usado para tratar úlceras pépticas, os pacientes devem comer alimentos quentes e abster-se do consumo de álcool e tomar apenas uma quantidade moderada de sal.

O *People's Daily*, publicado na China em 11 de Março, 1964, publicou uma pesquisa relatando sobre o tratamento da asma brônquica pela inalação de vapores de mel. De acordo com esta reportagem, o mel é diluído em água destilada que é borrifado dentro das narinas dos asmáticos brônquicos. Cada tratamento dura 20min, com um a dois tratamentos todo dia por 20 dias. Os resultados foram benéficos para os pacientes com asma brônquica, bronquite, laringite e rinite crônica.

Os cientistas soviéticos também têm conduzido pesquisas na aplicação de mel para tratar tuberculose pulmonar com a seguinte fórmula: 100g de mel, 100g de gordura de ganso, 100g de ácido láctico ou butírico, 100g de suco de *aloe vera* e 100g de chocolate em pó. Misture os ingredientes cuidadosamente e então derrame uma colher de chá de pó em um copo de leite quente. Tome um copo, duas vezes diariamente, o que tem sido descoberto melhorar sensações subjetivas e promover a calcificação de focos tuberculosos. Entretanto, o papel que o mel desempenha no tratamento da tuberculose não consiste nos seus efeitos antituberculóticos específicos como prova dos experimentos, mas preferivelmente dos seus efeitos como um tônico energético, o qual aumenta a função imunológica do organismo que resulta em recuperação precoce. Observações clínicas indicam que depois do consumo de mel, os pacientes com tuberculose pulmonar adquiriram peso corpóreo, com a tosse significativamente melhorada; os pacientes também mostraram um aumento nas hemoglobinas (Hb), as quais carregam oxigênio dos pulmões para os tecidos, e uma diminuição na taxa de sedimentação dos eritrócitos (ESR), a qual é normalmente aumentada numa variedade de infecções, no câncer e na gravidez, e uma diminuição nas doenças do fígado.

O mel é rotineiramente usado para tratar resfriados comuns, de acordo com a medicina popular Russa pelos seguintes métodos: combinando 1g de suco de limão com 100g de mel, combinando um copo de leite com uma colher de chá de mel, combinando uma xícara de chá quente com uma colher de chá de mel e combinando uma quantidade igual de mel e suco de gengibre. Além disso, é relatado que pela combinação de uma quantidade igual de mel e alho amassado e tomando uma colher de chá cheia antes da hora de dormir por 3 dias consecutivos, a gripe pode ser tratada e prevenida, mas o paciente deve também permanecer na cama para transpirar e descansar.

O mel é igualmente efetivo no tratamento de cardiopatias (tais como prolapso, palpitação e vários tipos de paradas cardíacas), primeiramente porque como um tônico energético e como um alimento tônico *Yin*, ele pode nutrir os músculos cardíacos e melhorar o seu metabolismo; o mel pode expandir os vasos sangüíneos coronários, o que o torna efetivo no tratamento de angina peitoral (dor e pressão acerca do coração). Um cientista soviético recomenda os pacientes com cardiopatia severa a tomar 50 a 140g de mel todos os dias, o que freqüentemente resulta numa normalização do sangue, um aumento das hemoglobinas (Hb) e um aumento na intensidade dos vasos sangüíneos do coração.

A pesquisa indica que as crianças que recebem mel regularmente possuem as suas hemoglobinas aumentadas três vezes mais rápido do que as crianças que não tomam mel todos os dias. Mesmo assim, o mel pode aumentar a função imunológica das crianças para neutralizar as doenças infecciosas, tais como caxumba e sarampo. Um banho de mel é uma terapia desenvolvida na União Soviética para tratar doenças de pele nas quais 200 a 250g de mel são adicionadas à água do banho, duas a três vezes por semana.

Nota – Férias tiradas pelos recém-casados é chamada de lua-de-mel, a qual acredita-se ter sido originada dos costumes na Alemanha, quando um amigo ou um parente da noiva dá mel a ela como um símbolo de uma vida doce pela frente.

"LONGANS"

Sintomas – Insônia, esquecimento, palpitações, nervosidade, diarréia, edema, neurastenia, desnutrição, anemia.

Preparação – Misture 50g de "longan" (com as sementes removidas) com uma colher de chá de açúcar branco e vaporize sobre a água até cozinhar. Remova-o do calor e derrame-o em meia xícara de água fervendo para produzir um caldo e comê-lo e para reduzir a fadiga e aumentar a energia, particularmente para as mulheres depois do parto.

Ferva 15 "longans" (com carapaças e sementes removidas) com três fatias de gengibre para produzir um caldo; coma-o para interromper a diarréia.

Ferva 50g de "longans" secos (com as sementes removidas), cinco fatias de gengibre fresco e 10 tâmaras vermelhas em 2 xícaras de água sobre fogo baixo até que a água seja reduzida à metade. Tome o caldo para curar edema em mulheres depois do parto.

Ferva 10 "longans" (com as carapaças e as sementes removidas) e 20 sementes de lótus numa xícara de água sobre fogo baixo até que a água seja reduzida a um quarto de xícara. Beba antes da hora de dormir para curar insônia. O paciente deve permanecer calmo, o que assegurará um bom sono; de outro modo, o paciente não trabalhará muito bem para este propósito, simplesmente porque a ansiedade afeta a insônia.

Remova as carapaças e as sementes dos "longans" e vaporize por 30min de cada vez, e repita cinco vezes para fazer com que os "longans" fiquem bem macios e digestíveis. Coma os "longans" como um lanche parecido com uma goma de mascar para curar anemia. Uma libra de nozes secas de "longan" deve durar 2 semanas.

Vaporize 100g de "longans", 20 tâmaras vermelhas (com as sementes removidas), 2g de ginsém Coreano e 1g de açúcar em pedra sobre fogo baixo até que os "longans" e as tâmaras estejam macios. Torne-os uma geléia e tome uma colher de chá cheia a cada vez, duas a três vezes diariamente para curar anemia, particularmente para os idosos.

Clássicos – Um clássico Chinês publicado em 1590 dizia: "As nozes de lechia são caras, mas os 'longans' são igualmente bons para o mesmo propósito ou até melhores, porque os 'longans' são relativamente suaves no efeito."

Um outro clássico Chinês escrito em 1253 dizia: "Os 'longas' podem dar o tom ao coração e ao baço. Eles são benéficos àqueles que exigem demais do poder de seus cérebros."

Nutrição – Os "longans" secos contêm 0,85% de água, 79,77% de fibra solúvel, 19,39% de fibra insolúvel, 3,36% de pó; entre a porção solúvel, 24,91% de glicose, 0,22% de sacarose, 1,26% de ácido tartárico, 6,309% de adenina e colina; outros nutrientes incluem 5,6% de proteína e 0,5% de gordura.

Carne de Pombo

Sintomas – Diabetes, distúrbios menstruais nas mulheres, eliminação de sangue pelo ânus.

Clássicos – Um clássico Chinês datando de 1695 dizia: "A carne de pombo é benéfica para aqueles que sofrem de fraqueza física, particularmente em casos crônicos."

Nutrição – A carne de pombo contém 75,1% de água, 22,14% de proteína, 1% de gordura e 1% de pó.

Nota – Hong Kong é famosa pela sua carne de pombo, a qual é considerada como um afrodisíaco efetivo. Muitas pessoas com disfunções sexuais preferem vaporizar a carne de pombo e beber apenas o caldo concentrado sem comer a carne. Um herbalista observou: "Se você provou pardal e codorna, você deve saber o quão efetivo eles são como afrodisíacos; mas a carne de pombo é até mais efetiva do que ambos, pardal e codorna."

Batatas (Batatas Comuns)

Sintomas – Constipação, eczema, úlceras, caxumba.

Preparação – Esmague uma batata e misture o suco com uma colher de chá de vinagre de arroz. Aplique a tintura sobre a região intumescida para aliviar a dor e a inchação na caxumba.

Esmague uma batata para produzir geléia, e aplique-a externamente à pele para curar eczema. Troque a bandagem duas a três vezes diariamente; os sintomas devem melhorar depois de poucas aplicações.

Esmague algumas batatas para obter suco, adicionando uma colher de chá de mel para cada batata. Beba 2 colheres de chá dessa mistura pela manhã de estômago vazio por 3 semanas para curar úlcera péptica.

Clássicos – Um livro Chinês em 1765 dizia: "As batatas podem diluir os efeitos tóxicos da catapora. Quando uma criança tem catapora, cozinhe algumas batatas para ela comer, a qual deve efetivamente facilitar a recuperação."

Nutrição – Uma batata contém 20 a 25% de amido e 5% de proteína vegetal, a qual pode ser tão alta quanto 8 a 11% em algumas variedades.

Pesquisa – Uma batata contém solanina (um alcalóide narcótico tóxico), variando de 20 a mais de 100mg dependendo das variedades, na maior parte encontrada nos brotos e nos caules. Sob algumas circunstâncias, a quantidade de solanina pode tornar-se quatro a cinco vezes mais alta do que o normal, excedendo 0,4g/kg. Geralmente, 0,2g de solanina livre causará uma sapotoxina típica; em alguns casos, pode causar sintomas severos e até a morte. De acordo com uma reportagem, uma criança que comeu batatas brotadas morreu de gastroenterite severa devido à presença de solanina. A sapotoxina normalmente causa náusea, vômito, tontura e diarréia. Por outro lado, a solanina pode aliviar espasmos e reduzir a secreção gástrica, o que é bom para as úlceras do estômago.

Tâmaras Vermelhas e Pretas

Sintomas – Diarréia, hepatite, neurastenia, insônia, púrpura alérgica, anemia, traqueíte crônica.

Preparação – Ferva 10 tâmaras em meia xícara de água sobre fogo baixo até a água ser reduzida à metade. Beba o caldo e coma as tâmaras para interromper a diarréia crônica.

Ferva 20 tâmaras vermelhas com sete cabeças brancas de cebolas verdes em 2 xícaras de água sobre fogo baixo até que esta seja reduzida a meia xícara. Beba o caldo sem comer as tâmaras ou as cebolas para curar a insônia.

Use uma faca para picar 30 tâmaras pretas grandes. Ferva as tâmaras em 3 xícaras de água até que esta seja reduzida a uma xícara, e beba-a como chá. Isto é chamado de chá de tâmaras pretas, e é considerado benéfico para insônia. Quando pessoas continuam a beber o chá de tâmaras pretas de forma regular, muitos sintomas podem ser curados, incluindo anemia, pele seca e grosseira, lábios rachados e diarréia crônica.

Ferva 20g de tâmaras pretas, 10g de "longans" e uma colher de chá cheia de mel em 2 xícaras de água até que esta seja reduzida a uma xícara. Beba-a antes da hora de dormir para curar insônia. Este remédio pode não ser tão forte quanto pílulas para dormir, mas ele pode induzir o sono e produzir nenhum efeito colateral. Quando você levanta pela manhã, você não sentir-se-á com sede ou desconfortável, o que é freqüentemente associado com a tomada de pílulas para dormir.

Tâmaras vermelhas e nozes são uma boa combinação, porque as tâmaras são um tônico energético enquanto as nozes são um tônico cerebral. Ferva os dois ingredientes, 30g de cada, em 2 xícaras de água até que esta seja reduzida a uma xícara. Beba como um caldo para curar neurastenia, o que freqüentemente envolve energia baixa e funções cerebrais pobres.

Quando crianças estão abaixo do peso e apresentam suores noturnos, elas freqüentemente têm um apetite pobre. Se isso ocorre, ferva uma quantidade igual de "hawthorn fruits" e de tâmaras vermelhas para produzir um caldo, e deixe as crianças beberem como um suco. As "hawthorn fruits" podem melhorar a digestão como uma medida temporária; as tâmaras vermelhas podem reforçar a digestão como uma cura alimentar a longo prazo.

As tâmaras vermelhas e os "dongguis" são uma boa combinação para curar anemia, porque as tâmaras vermelhas são um tônico energético e os "dongguis" são tônicos sangüíneos. Quando os dois ingredientes são combinados, podem dar o tom para ambos, a energia e o sangue, simultaneamente. Ferva 10 tâmaras vermelhas com 3g de "donggui" em uma xícara de água sobre fogo baixo até que a água seja reduzida à metade. Beba uma vez ao dia para melhorar a aparência, corrigir os distúrbios menstruais e curar a fraqueza física, particularmente depois do parto.

Clássicos – Uma música Chinesa tradicional diz: "As tâmaras vermelhas no norte possuem um sabor especial. Isso pode dar o tom energético e proteger o organismo."

O *Yellow Emperor's Classics,* escrito no século III a.C., dizia: "As tâmaras vermelhas são tônicos esplênicos importantes. Elas beneficiam muito o baço e o pâncreas."

Um outro clássico Chinês em 1695 dizia: "As tâmaras vermelhas são usadas como tônicos na China antiga; mas as tâmaras pretas podem ser usadas para fortalecer o baço e o pâncreas, porque elas são doces e podem produzir líquidos."

A *Agriculture Emperor's Materia Medica,* publicado no século III a.C., dizia: "As tâmaras são boas para todos os órgãos internos, particularmente para o baço."

Um clássico herbal Chinês em 992 d.C. apresentou uma receita para asma brônquica: "Frite 20 tâmaras vermelhas (com as sementes removidas) em 4 colheres de chá cheias de manteiga sobre fogo baixo. Deixe as tâmaras absorverem gradualmente a manteiga até que toda a manteiga seja absorvida. Ponha uma tâmara na boca de uma vez e mastigue-a lentamente. Mastigue cinco tâmaras por dia, as quais podem aliviar a tosse."

Nutrição – As tâmaras frescas contêm 20 a 36% de carboidratos; as tâmaras secas contêm 55 a 80% de carboidratos, as quais são mais altas do que as beterrabas (19 a 20%) e cana-de-açúcar (12%).

Cem gramas de tâmaras contêm 380 a 600mg de vitamina C, que é uma quantidade maior do que a existente nos limões. Este é o porquê dos Chineses chamarem as tâmaras de "tabletes de vitamina C vivas". Mesmo 100g de folhas de tâmaras frescas contêm 1.200 a 1.500mg de vitamina C; 100g de folhas de tâmaras secas contêm 3.000mg de vitamina C. As pesquisas também indicam que quando as folhas das tâmaras são embebidas em água quente, uma grande parte da vitamina C é solúvel em água e é absorvida pelo organismo do mesmo modo como uma vitamina C sintética.

Pesquisa – Um time de pesquisadores Chineses conduziu um experimento nos efeitos das tâmaras nos fígados dos coelhos que tinham sido danificados pelo tetracloreto de carbono (uma substância tóxica que causa atrofia aguda do fígado e dos rins). O resultado mostrou que a quantidade de albuminas séricas (as proteínas mais importantes no sangue) no grupo experimental de coelhos tinha aumentado muito mais do que aqueles no grupo-controle. Os coelhos no grupo experimental também desenvolveram-se mais rapidamente e tornaram-se muito mais fortes. Da mesma forma, quando ratos laboratoriais foram alimentados com tâmaras por 3 semanas, os seus pesos corpóreos tinham aumentado substancialmente e eles também podiam nadar por muito mais tempo.

Um pesquisador Chinês usou a fórmula herbal tradicional com tâmaras para tratar dois grupos de pacientes com bronquite. No experimento, o pesquisador omitiu as tâmaras da fórmula administrada ao primeiro grupo, mas incluiu-a no segundo grupo. Os resultados mostraram que a tosse fora significativamente aliviada entre os pacientes no segundo grupo, mas não no primeiro grupo. Tem sido descoberto que as tâmaras expandem os brônquios para melhorar a respiração.

A pesquisa indica que as tâmaras são efetivas para a púrpura simples e alérgica, e os pacientes podem ser curados ou mostrarem melhoras significantes dentro de uma semana. A pesquisa salientou que os efeitos poderiam ser relacionados ao fato de que as tâmaras são um tônico energético.

Uma fórmula tradicional para tâmaras vermelhas e caldo de amendoim pode ser usada para tratar de pacientes com cirrose e hepatite crônica e aguda, já que as tâmaras possuem o efeito de melhorar as condições do fígado. As tâmaras vermelhas e o caldo de amendoim contêm três alimentos: tâmaras vermelhas, amendoins e açúcar em pedra. Para preparar, ferva os três ingredientes, 3g de cada, em uma xícara de água sobre fogo baixo até que esta seja reduzida à metade. Beba tudo antes da hora de dormir.

Notas – As tâmaras possuem uma natureza amena entre os alimentos, comparável a um companheiro agradável na sociedade. De acordo com a teoria da Medicina Chinesa, o fígado está em guarda de raiva, o que significa que quando uma pessoa fica enfurecida muito facilmente, algo deve estar errado com o seu fígado. A razão das tâmaras serem boas para o fígado é que como um alimento ameno, ela pode acalmar o fígado.

As tâmaras Chinesas comentadas aqui devem ser distinguidas das tâmaras Ocidentais, mesmo que ambas sejam alimentos tônicos energéticos. Há dois tipos de tâmaras Chinesas: aquelas produzidas no sul da China são chamadas de tâmaras do sul; e aquelas desenvolvidas no norte da China são chamadas de tâmaras do norte. As tâmaras do sul são melhores do que as tâmaras do norte. As tâmaras possuem duas cores diferentes: vermelho e preto. Quando as tâmaras frescas são deixadas ao sol para secar, elas tornam-se tâmaras vermelhas; quando as tâmaras frescas são fervidas ou vaporizadas e processadas, elas tornam-se tâmaras pretas.

As tâmaras vermelhas são melhores em qualidade do que as tâmaras pretas, porque apenas as tâmaras frescas boas são secas ao sol. As tâmaras que não são muito boas no formato e na qualidade têm que ser fervidas ou vaporizadas e processadas. Este é o porquê das tâmaras vermelhas e das pretas terem formatos diferentes, ainda que ambas pertençam à mesma fruta. Igualmente aos seus efeitos, as tâmaras vermelhas também são melhores para propósitos terapêuticos do que as tâmaras pretas, o que são muito mais insignificantes.

Rigorosamente falando, as tâmaras Chinesas são alimentos, não ervas, mas todas as lojas de ervas Chinesas trazem em estoque as tâmaras, e todos os herbalistas Chineses usam-nas em suas práticas clínicas.

Cogumelos Shiitake

Sintomas – Raquitismo, metrorragia (sangramento uterino), hemorróidas, dor de estômago, câncer cervical, alto nível de colesterol no sangue.

Preparação – Cozinhe os cogumelos shiitake e moa-os até tornarem-se pó. Tome 3g desse pó com água duas vezes ao dia para interromper o sangramento uterino e da hemorróida.

Tome 3g de pó de cogumelo shiitake e uma colher de chá de açúcar mascavo com um copo de água quente antes de cada refeição para aliviar as dores de estômago.

Ferva 6g de cogumelos shiitake secos em uma xícara de água até que esta seja reduzida à metade. Beba o caldo e coma os cogumelos como uma terapia complementar para suplementar a quimioterapia ou a radioterapia para o câncer cervical, cânceres do trato digestivo, câncer pulmonar, leucemia, e também para facilitar a recuperação pós-operatória.

Ferva 5g de cogumelos shiitake secos em 2 xícaras de água até que esta seja reduzida à metade. Peneire-o e beba o caldo apenas em três dosagens em um dia para tratar sarampo e catapora nas crianças. Alternativamente, vaporize 10g de cogumelos shiitake secos com uma anchova (carpa dourada) e tempere-o com um pouco de sal. Beba o caldo e coma a carpa uma vez por dia (sem comer os cogumelos), o que é chamada de "caldo eruptivo" na Medicina Popular Chinesa. O sarampo e a catapora não são doenças sérias nas crianças, mas elas poderiam causar muitas complicações sérias se desaparecessem para causar erupções. De acordo com a teoria da Medicina Tradicional Chinesa, uma razão do porquê o sarampo desaparece para entrar em erupção é devido à deficiência energética. Os cogumelos shiitake podem facilitar as erupções porque eles são um alimento tônico energético.

Uma cura alimentar tradicional chamada de vinho de cogumelo shiitake pode curar dores de cabeça. Lave o cogumelo e embeba-o em pequena quantidade de vinho até tornar-se macio (o vinho deverá ser suficiente para cobrir o cogumelo no começo). Vaporize o cogumelo até cozinhar (ou ferva-o sobre fogo baixo), tempere-o com um pouco de sal e pimenta-do-reino e coma o cogumelo nas refeições.

Ferva os cogumelos shiitake em água sobre fogo baixo, e embeba as mãos ou os pés no caldo para tratar as ulcerações produzidas pelo frio.

Use os cogumelos shiitake para cuidar da pele, obesidade e diabetes. Aqui está como cozinhá-los para este propósito: aqueça uma frigideira, adicione um pouco de óleo vegetal, e ao fritar mexa os cogumelos shiitake levemente e rapidamente. Tempere-os com um pouco de sal, pimenta-do-reino ou suco de limão. Não use sal se você tem hipertensão.

Os cogumelos shiitake são benéficos para muitas doenças, incluindo câncer. O caldo de cogumelo shiitake é considerado benéfico para fumantes graves, porque o ato de fumar tende a produzir catarro excessivo, o que o cogumelo shiitake pode eliminar. Uma receita para este propósito é chamada "Taoists' Aromatic Shiitake Mushroom Soup". Embeba os cogumelos shiitake secos em água fria por uma hora. Ponha os cogumelos em uma frigideira e adicione água para cobri-los completamente. Cozinhe por uma hora sobre fogo baixo e adicione uma colher de chá cheia de vinho antes de servir.

Uma receita tradicional para caldo de longevidade de cogumelo shiitake é preparada deste modo: selecione os cogumelos que são carnudos e não completamente abertos. Embeba-os em água fria por uma hora até que eles estejam macios e limpos. Ferva os cogumelos em água (com 20 cogumelos e uma xícara de água para quatro pessoas) com pele de galinha e várias espécies de moluscos bivalves sobre fogo médio no começo, mudando para o fogo baixo quando a água começar a ferver. Cozinhe por mais meia hora; então adicione uma colher de sopa de vinho e remova do fogo 2 a 3min depois.

Clássicos – Um clássico alimentar Chinês escrito em 1861 dizia: "Os cogumelos shiitake têm um sabor doce com uma energia neutra; eles podem fortalecer o estômago e curar a incontinência urinária."

Um outro clássico herbal Chinês datando de 1769 dizia: "Os cogumelos shiitake são um alimento fabuloso; eles podem fortalecer o estômago, aumentar as funções digestivas e suspender a urinação. Mas os cogumelos shiitake não aliviam a indigestão, esse é o porquê quando uma pessoa sofre de inchação abdominal, este alimento não pode ser usado como uma cura."

Nutrição – Setenta e dois porcento dos cogumelos shiitake secos são comestíveis; 100g contêm 13g de água, 1,8g de gordura, 54g de carboidratos, 7,8g de fibras, 4,9g de pó, 124mg de cálcio, 415mg de fósforo, 25,3mg de ferro, 0,07mg de vitamina B_1, 1,13mg de vitamina B_2 e 18,9mg de ácido nicotínico.

Cogumelos shiitake frescos contêm 85 a 90% de água, 19% de proteína, 4% de gordura, 67% de substâncias não-nitrogenadas solúveis em água, 7% de fibra e 3% de pó. A proteína consiste de albumina, glutelina e traços de prolamina.

Um livro-texto do herbalismo Chinês moderno amplamente usado nos colégios Chineses de Medicina Tradicional diz: "Os cogumelos shiitake são uma importante fonte alimentar de vitamina D, usada na prevenção e na cura do raquitismo e também para o tratamento da anemia." A ergosterina (ergosterol) contida no cogumelo shiitake pode ser convertida em vitamina D_2 ou pela exposição aos raios do sol ou à radiação ultravioleta.

Pesquisa – Os estudos mostram que os cogumelos shiitake podem diminuir o nível de gordura no sangue. Quando ratos de laboratório foram submetidos a uma dieta contendo cogumelos shiitake (com 1% de colesterol, 18% de caseína e 5% de óleo de caroço de algodão adicionado), o nível de colesterol no sangue foi mais baixo no grupo experimental do que no grupo-controle depois de 2 meses. Os mesmos resultados também ocorreram quando os ratos foram alimentados com a dieta contendo cogumelos shiitake um mês depois deles receberem colesterol.

Depois dos pacientes com hiperlipemia (aqueles com gordura excessiva no sangue, incluindo os pacientes com arteriosclerose, diabetes e hipertensão) tomarem 150 a 300mg de "lentysine" (um ingrediente dos cogumelos shiitake) por 15 dias, o nível de gordura no organismo deles diminuiu. Quando eles pararam de ingerir os cogumelos shiitake, o nível de gordura começou a elevar-se levemente. O efeito dos cogumelos shiitake em abaixar o nível de gordura no sangue é atribuído a dois ingredientes: "lentysine" e "eritadenine".

Tem sido descoberto que os cogumelos shiitake contêm uma polissacarose chamada de "lentinan", a qual pode inibir o desenvolvimento de tumores em ratos de laboratório com 98% de efetividade. Essa figura foi reduzida a 6,4% depois que o timo (o qual desempenha um importante papel no sistema imunológico) foi removido em ratos de 2 anos de idade. A mesma pesquisa também descobriu que os cogumelos shiitake não aumentaram a função imunológica do organismo quando ele permanecia normal. Entretanto, eles podem significantemente auxiliar a função imunológica do organismo quando ocorre deficiência imunológica.

Quando a "letinan" contida nos cogumelos shiitake foi usada para tratar os ratos de laboratório com tumores, estes diminuíram em 6 dos 10 ratos sob observação, incluindo câncer cervical e de fígado.

Nota – Os cogumelos shiitake possuem um aroma único atribuído à presença de "matsutakeol", o qual é responsável por 90% do seu aroma e pela presença de cetona nos cogumelos secos. Alguns cogumelos shiitake secos não exalam o aroma até serem aquecidos.

Abóbora

Sintomas – Inflamação, neuralgia intercostal, envenenamento por ópio, asma, tosse, nematódeos.

Preparação – Ferva uma abóbora até cozinhar. Esmague-a até tornar-se geléia e aplique-a externamente sobre a região afetada para sarar a inchação e aliviar a dor da neuralgia intercostal.

Clássicos – Um clássico publicado no século XV dizia: "A abóbora pode promover a urinação."

Nutrição – A abóbora é rica em vitamina A, e a abóbora madura contém carboidratos.

Batatas-doces

Sintomas – Cegueira noturna, constipação, disenteria, diarréia, mastite, inchação.

Preparação – Misture a batata-doce em pó com mel, e coma-a nas refeições para curar a disenteria.

Esmague uma batata-doce cozida e aplique-a externamente sobre a região afetada para reduzir a inchação e aliviar a dor como em carbúnculo e mastite.

Clássicos – Um clássico herbal Chinês escrito em 1590 dizia: "As batatas-doces são produzidas em grandes quantidades no sul da China. A população Chinesa de lá come a batata-doce junto com arroz e frutas como um alimento delicioso."

Um médico Chinês no passado pelo nome de Ji Han foi altamente grato pela qualidade nutritiva das batatas-doces. Ele dizia: "Aqueles que vivem nas altas montanhas não cultivam nada mais exceto batatas-doces. Eles as vaporizam e secam-nas ao sol e as comem como o ingrediente principal em suas dietas. Eles são famosos pela sua longevidade sem comer muitos outros grãos como a população da sua região o fazem."

Um outro clássico herbal Chinês em 1765 dizia: "As batatas-doces podem tonificar a energia do organismo, aquecer o estômago e fortalecer os órgãos internos em geral."

Nutrição – As batatas-doces são ricas em carboidratos, potássio e caroteno, o qual é convertido em vitamina A no fígado.

Pesquisa – Há uma região no Japão onde a população é famosa pela sua longevidade. Os cientistas Japoneses atribuem isso ao seus hábitos de comer batatas-doces. As batatas-doces brancas que as pessoas nesta vila comem são muito ricas em colágeno (uma proteína representando aproximadamente 30% da proteína no organismo) e outras polissacaroses, que acredita-se que ajudam a manter a elasticidade dos vasos sangüíneos, lubrificar as juntas e prevenir a atrofia dos tecidos conjuntivos no fígado e nos rins.

Queijo Tofu (Coalhada de Feijão)

Sintomas – Disenteria, diarréia, intoxicação, sangramento do estômago, deficiência de secreção de leite após o parto, anemia, menstruação irregular, diabetes, obstrução abdominal, *tinea*, tosse colossal.

Preparação – Ferva um pedaço de queijo tofu e fatie-o. Aplique as fatias sobre as erupções da pele de alcoólatras como se usasse uma bandagem para cobri-las.

Ferva o queijo tofu com vinagre em água sobre fogo baixo. Coma o queijo tofu e beba o caldo para curar diarréia crônica e disenteria.

Ferva 500g de queijo tofu e 120g de açúcar mascavo em 2 xícaras de água. Continue a cozinhar por 10min. Beba tudo lentamente dentro de 2h para interromper o sangramento do estômago.

Prepare cinco cubos de queijo tofu, 20g de cogumelos shiitake secos e um pé de porco. Ferva o pé de porco e os cogumelos shiitake primeiro, tempere com sal e gengibre; então adicione queijo tofu e leve para ferver até cozinhar. Coma nas refeições em um dia. Alternativamente, ferva quatro cubos de queijo tofu com 30g de açúcar mascavo em uma xícara de água, adicione meia xícara de vinho e remova-o do fogo. Beba em um dia. Ambas as preparações são boas para promover secreção de leite em mães que amamentam.

Lentamente ferva dois cubos de queijo tofu, 40g de carne de carneiro e 10 fatias de gengibre fresco em 2 xícaras de água sobre fogo baixo. Tempere com um pouco de sal; coma nas refeições dentro de um dia para curar a menstruação irregular e as sensações de frio no estômago.

O queijo tofu pode ser comido pelos pacientes com doenças gastro-intestinais sem causar distúrbios digestivos. Já que o queijo tofu contém gordura insaturada, ele é seguro para aqueles com arteriosclerose e cardiopatia.

Há uma doença conhecida na medicina como "correr no fogo", o que refere-se às erupções intumescidas nas pernas e pés. De fato, este sintoma ocorre devido a uma corrente de calor tóxico correndo para baixo para causar a erupção. Um modo de tratar este sintoma é eliminar o calor tóxico no organismo; um outro modo é esmagar alguns cubos de queijo tofu e aplicá-los sobre a região afetada como um ungüento. Tradicionalmente, os Chineses usam a pele da água-viva como uma bandagem para cobrir o queijo tofu esmagado, porque a pele da água-viva por ela mesma também pode curar a inchação e aliviar a dor, mas uma roupa também pode ser usada.

Clássicos – Um clássico herbal datando de 1590 dizia: "O queijo tofu pode eliminar o calor tóxico do organismo e promover a circulação sangüínea." Um clássico alimentar publicado em 1861 listou sete funções do queijo tofu: "Para eliminar o calor tóxico, lubrificar a secura, produzir líquidos, desintoxicar, tonificar o organismo, fortalecer os intestinos e eliminar a água."

Um livro escrito em 1641 dizia: "Quando você vai para um lugar novo e você não consegue acostumar-se aos alimentos que as pessoas do local comem, você deve comer queijo tofu, o qual dará a você tempo de ajustar-se aos novos alimentos."

Um célebre poeta Chinês chamado DONG-PO SU (1037 - 1101) escreveu: "O queijo tofu pode ser comparado ao leite, a sua pele à manteiga." A pele refere-se à camada que fica por cima do feijão-de-soja fervido, porque quando a bebida de feijão é fervida, uma camada é formada por cima como uma pele. Os médicos Chineses modernos concordam que o poeta Chinês teve uma boa idéia, porque o queijo tofu é comparável ao leite e sua pele à manteiga, como mostrado na tabela seguinte.

Nutrição – A tabela compara os valores nutricionais de 100g de queijo tofu e sua pele com aqueles do leite e da manteiga:

	Proteína (g)	**Gordura (g)**	**Carboidratos (g)**	**Calorias**	**Pó (g)**	**Cálcio (mg)**	**Fósforo (mg)**	**Ferro (mg)**
Queijo tipo tofu	10,7	2,1	2,0	70	0,9	200	89	3,1
Leite	2,9	1,8	2,7	39	0,6	102	17	traço
Pele	47,7	28	13,5	504	2,1	319	43,6	9,6
Manteiga	1,1	90,2	0,3	817	0,2	38	–	–

Além disso, o queijo tofu é rico em cálcio e magnésio porque é feito de feijões-de-soja com gesso (sulfato de cálcio) ou abetouro (cloreto de magnésio). Os feijões-de-soja também são muito ricos em ambos, cálcio e magnésio.

O queijo tofu contém uma alta concentração de purinas (acima de 150mg por 100g), o que pode não ser bom para os pacientes com gota, artrite gotosa e hiperuricemia (altos níveis de ácido úrico no sangue).

Notas – Para produzir o queijo tofu, embeba os feijões-de-soja em água por um dia até eles incharem. Esmague-os com água; então peneire-os e descarte as substâncias duras. Ferva os líquidos para tornarem-se bebida de feijão. Adicione o gesso ou o abetouro para coagulá-lo em nata de queijo tofu, a qual então toma forma de cubos de queijo tofu.

O queijo tofu é um ingrediente principal em muitos pratos. Sendo vegetariano, os Budistas Chineses têm inventado muitos métodos refinados de cozinhar o queijo tofu para fazê-lo parecer uma carne, e tem sido chamado "carne vegetal" desde então.

Quando um grupo de estudantes Chineses foi estudar na França no início do século XX, levaram alguns produtores especialistas de queijo tofu para manufaturar este na França, o qual tornou-se o primeiro país Europeu a ser introduzido nisso. Os Chineses possuem um ditado de que o queijo tofu é o alimento favorito de todo mundo, seja jovem ou idoso, rico ou pobre, bom ou mal.

O queijo tofu foi inventado na China há mais de vinte séculos, mas não foi menos de uma década atrás que as pessoas na América do Norte começaram a perceber como o queijo tofu é bom. Não há dúvida de que há um vasto número de outros alimentos Chineses ainda para serem descobertos pelos Ocidentais em busca da longevidade. A tabela a seguir lista alguns desses alimentos e os sintomas que podem ser tratados com eles.

Alimentos	Sintomas
Parte comestível do coco	Fasciolopsíase, usada como um tenífugo (para expelir tênias)
Carne de garça	Diabetes, fadiga
Tâmaras	Fraqueza, tosse, indigestão
Arroz glutinoso fermentado	Aplicação externa por mastite, auxilia a erupção em sarampo e catapora
Carne de ganso	Sede, estômago desarranjado, energia baixa
Arenque	Fadiga, doença esplênica e pulmonar
Jacas	Icterícia, pneumonia, intoxicação, indigestão, hipoglicemia
Rizoma de lótus em pó	Indigestão, diarréia, nematódeos intestinais
Cavalinha	Beribéri, reumatismo, visão manchada, inchação, dificuldade de urinação, diarréia, disenteria
Peixe mandarim	Fadiga, corpo abaixo do peso, eliminação de sangue pelo ânus
Polvo	Peso corpóreo baixo, carbúnculo, cicatrização de ferimentos
Ovos de pomba	Prevenção de mastite
Arroz polido	Diarréia, peso corpóreo baixo, visão embaçada, sede, dificuldade de urinação, gastrite, soluços, vômito
Coelho	Diabetes, peso corpóreo baixo, vômito, eliminação de sangue pelo ânus, incontinência, tuberculose pulmonar
Açúcar em pedra	Suores noturnos em crianças, tosse, catarro, diarréia
Barbatana de tubarão	Dificuldade de urinação, catarro, apetite pobre
Esturjão	Fraqueza de estômago, dificuldade de urinação, sangue na urina

6 Alimentos Tônicos Sangüíneos

Os tônicos sangüíneos tratam de sintomas que podem resultar de uma perda excessiva de sangue ou uma pobre absorção de nutrientes.

Carne de Boi

Aumenta a energia do organismo, tonifica o baço e o estômago, fortalece as partes pudendas e as pernas, atenua a diabetes e reduz a saliva.

Preparação – Uma receita antiga para tratar paralisia e boca e olhos secos em vítimas de acidente vascular cerebral é o uso da carne de boi como um ingrediente único. Esprema o suco de 10kg de carne de boi, ferva o suco sobre fogo baixo até tornar-se uma cor de âmbar. Beba uma pequena xícara de caldo de carne de boi quente cada dia durante o inverno, gradualmente aumentando a quantidade de uma forma regular. Acredita-se que a mesma receita para diarréia crônica originou-se na região ocidental da China.

Para curar edema e dificuldade de urinação, vaporize 500g de carne de boi até cozinhar e tempere-a com gengibre e vinagre para comer com estômago vazio.

Para melhorar o apetite depois de uma doença prolongada, esmague 100g de carne de boi e embeba-a em água a 60°C por 10min. Desfie e vaporize a carne de boi para consumo.

Notas – A carne de boi é particularmente boa para o baço. O baço e o estômago são as origens adquiridas de sangue e energia; quando eles são fortes, todos os outros órgãos internos serão beneficiados.

As carnes são boas para o estômago; quando cozidas, elas tornam-se líquidos que podem não serem visíveis a olho nu. Entretanto, tais líquidos podem deslocar-se do estômago e dos intestinos para penetrar na pele, poros e unhas – virtualmente todos os lugares no organismo.

Pele de Feijão-de-Soja Preta

Nutre o sangue, alivia os gases; boa para suores noturnos, dores de cabeça e tontura.

"Blood Clams"

Tonifica o sangue, aquece as regiões internas e fortalece o estômago; as carapaças podem equilibrar o estômago, controlar a produção de ácido, remover o catarro, abrandar manchas difíceis, dispersar a coagulação e eliminar a acumulação.

Preparação – Para curar úlceras pépticas, asse completamente as carapaças de "blood clams" e moa até tornarem-se pó. Misture-o com pó de alcaçuz em quantidades iguais. Tome 2g do pó três vezes ao dia, ou tome 20min antes que ocorra a dor.

Nota – Alimentos salgados deslocam-se para o sangue e podem suavizar manchas difíceis, esse é o porquê das carapaças dos "blood clams" dissolverem o coágulo sangüíneo e eliminar o acúmulo de catarro.

Milho-Zaburro

Tonifica as regiões internas, aumenta a energia do organismo; é bom para diarréia, sede, vômito, tosse e dor de estômago.

Ovos de Galinha

Acalmam o coração, aumentam a energia do organismo, protegem os órgãos internos, interrompem convulsões e protegem o feto.

As claras de ovo podem remover o calor interno, aliviar conjuntivite e garganta irritada; as gemas de ovo podem tonificar o sangue, curar diarréia, tratar várias doenças associadas com a gravidez; os ovos inteiros podem regular a energia do organismo e do sangue.

Preparação – Para curar espasmos estomacais, misture 12 ovos de galinha, 500g de açúcar em pedra e 500mL de vinho de arroz. Ferva sobre fogo baixo até tornar-se amarelado. Tome uma colherada grande antes das refeições, três vezes ao dia.

Para suprimir a tosse, misture um ovo de galinha com o suco de gengibre fresco, coma pela manhã e repita pela tarde.

Nutrição – Ovos de galinha contêm uma proteína completa com 14,7% de proteína e oito aminoácidos essenciais. A proteína nos ovos de galinha possuem uma taxa muito alta de absorção (99,7%), muito mais alta do que o leite de vaca (85%), fígado de boi (77%), porco (74%) ou carne de boi (69%).

Siba

Aumenta a energia *Yin* e a energia do organismo, nutre o sangue, aumenta a força de vontade; mais freqüentemente usada para tratar a supressão de menstruação, sangramento vaginal e supuração.

Notas – Siba pode regular a menstruação e é mais benéfica para as mulheres. Ela também age no fígado e nos rins.

Ela pode tonificar o coração, balancear o sangue e reduzir o calor nos rins para proteger o sêmen. Um consumo regular de siba picada melhorará as condições do sangue e da energia *Yin* e aguçar a visão.

"Donggui" (Ligústica)

Tonifica o sangue, regula a menstruação, alivia a dor abdominal e intestinal, lubrifica a secura, suprime o sangramento vaginal, a dor de cabeça e a constipação.

Uvas

Contêm ácido málico, cítrico e oxálico, os quais podem auxiliar a digestão, promover a urinação, purificar o sangue, fortalecer o estômago e curar a gota.

Preparação – As uvas podem ser comidas para tratar de congestão e dor torácica e nervosidade em grávidas, o que os Chineses chamam de "feto pulando para cima". Ferva 30g de uvas em água sobre fogo baixo. Beba o caldo e coma as uvas duas vezes ao dia.

Para disenteria, misture 3 xícaras de suco de uva, meia xícara de suco fresco de gengibre, uma xícara de mel e 9 xícaras de chá. Ferva primeiro o chá para torná-lo concentrado, depois derrame os outros três ingredientes no chá; então beba-o de uma vez só.

Para tratar anemia cerebral, tontura e palpitações, beba um copo de vinho de uva duas a três vezes ao dia.

Para aliviar náusea matinal, ferva 10g de vinhas de uvas secas em água; então coe e depois beba.

Para curar hepatite e reumatismo, ferva 100g de vinhas de uvas frescas e as raízes em água. Coe e separe-as em três dosagens para um dia.

Notas – As uvas podem fortalecer os tendões e os ossos, curar o reumatismo causado pela umidade, aumentar a energia do organismo e a força de vontade e aumentar a resistência a resfriados. Um consumo regular de uvas fará qualquer pessoa viver uma vida longa.

As uvas podem remover a água do organismo e promover a urinação. O suco de uva pode ser fervido sobre fogo baixo para produzir um concentrado. Adicione um pouco de mel para produzir um remédio para sede constante.

Presunto

Fortalece o baço, melhora o apetite, produz líquidos, melhora as condições do sangue; é bom para deficiência, fadiga, nervosidade e diarréia crônica.

Notas – O presunto pode produzir líquidos, melhorar as condições dos vasos sangüíneos, solidificar os ossos e a medula, aumentar o impulso sexual, interromper a diarréia causada pela fraqueza, aliviar a nervosidade, melhorar o apetite e acalmar o estado de espírito.

Quando se tem um resfriado comum, deve abastecer-se de presunto.

Leite Humano

Tonifica o sangue, lubrifica a secura; é bom para deficiência, paralisia, diabetes, constipação e visão embaçada.

Nozes de Lechia

Produzem líquidos corpóreos, melhoram o estado de espírito e a inteligência, embelezam a aparência; usadas para o tratamento de escrófula, tumores, inchação e sarampo nas crianças.

Preparação – Ainda que as nozes de lechia sejam benéficas de muitos modos, não se deve comer muito delas, porque podem causar hipoglicemia com sintomas, tais como fadiga aguda, mal-estar e coma.

Para facilitar as erupções do sarampo, ferva 9g de nozes de lechia em água e beba. Para corrigir a enurese nas crianças, deixem-nas comer 10 nozes de lechia secas todos os dias. Para reduzir a anemia nas mulheres, ferva sete nozes de lechia e tâmaras vermelhas em água para um dia de consumo.

Para interromper a diarréia devido à deficiência do baço, ferva 15g de nozes de lechia secas com três a cinco tâmaras vermelhas em água para consumo regular. Para aquecer o estômago e aumentar sua energia, ferva cinco nozes de lechia em um copo de vinho sobre fogo baixo; beba o vinho e coma as nozes de forma regular. Para as pessoas idosas que têm diarréia logo de manhã, ferva cinco nozes de lechia secas com meio copo de arroz para consumo regular.

Nota – As nozes de lechia são doces e quentes. Elas podem lubrificar o organismo e são ideais para melhorar as condições do baço e do fígado, e para aumentar o sêmen e o sangue. Quando a energia *Yang* no organismo estiver em declínio com sangue frio, as nozes de lechia são recomendadas. No caso de sangue quente, os "longans" são preferidos. Nozes de lechia secas não são tão doces quanto as frescas, mas as secas são relativamente macias e não produzem calor excessivo no organismo.

Leite de Égua

Tonifica o sangue, lubrifica a secura, reduz o calor interno e sacia a sede; é bom para sensações de ardor vindas dos ossos e para diabetes.

Rabada

É boa para edema e urinação diminuída.

Ostras

Removem o catarro, abrandam manchas difíceis no organismo, reduzem o calor interno e a umidade, eliminam a inchação abdominal e saram a escrófula.

Notas – As ostras são tipicamente usadas para abrandar manchas difíceis no corpo; quando digerida com chá, podem eliminar a escrófula. As ostras afetam os rins e o sangue de um modo benéfico.

Nas curas alimentares Chinesas, as ostras são freqüentemente usadas para tratar a insônia, indecisão e sede constante.

Semente de Palmeira

Restringe os movimentos intestinais e suspende a diarréia.

Fígado de Porco

Fortalece o fígado, nutre o sangue e aguça a visão.

Preparação – Para curar edema com peito congestionado e apetite pobre, pique um fígado de porco e ferva em água; adicione cebola verde, gengibre e freixo picante para temperá-lo antes de comer.

Para curar edema com dificuldade de urinação, ferva três pontas de fígado de porco, 200g de "mung beans" e 150g de arroz em água, e coma nas refeições.

Para curar cegueira noturna e pelagra, ferva o fígado de porco e coma de forma regular.

Para curar anemia, ferva 70g de fígado de porco com 300g de espinafre e coma nas refeições.

Pé de Porco

Promove a secreção de leite em mães que estão amamentando, proporciona musculatura lisa, age contra o resfriado e reduz o calor no organismo, cura os carbúnculos e desintoxica.

Preparação – O pé e a pele de porco possuem efeitos similares; ambos são repletos de proteínas e de gorduras, e também contêm colóide animal.

Para curar hemofilia, hemorragia nasal, sangramentos da gengiva e púrpura, ferva um pedaço de pele de porco ou um pé de porco com 10 a 15 tâmaras vermelhas até que estas estejam extremamente macias. Coma nas refeições uma vez ao dia.

Para curar anemia devido à perda de sangue, sangramento em hemorróidas, eliminação de sangue pelo ânus e sangramento vaginal nas mulheres, ferva 60 a 90g de pele de porco em água com um pouco de vinho de arroz sobre fogo baixo até que se torne bem macio. Adicione uma colher de chá de açúcar mascavo e beba.

Para promover secreção de leite, ferva um pé de porco em água até que esta seja reduzida à metade e beba nas refeições. Ou, ferva um a dois pés de porco e tempere com sal, ou adicione 100g de amendoins e ferva junto.

Lesma do Mar

Tonifica os rins, aumenta a potência sexual nos homens, fortalece o organismo e a energia *Yin*, lubrifica o intestino para promover a evacuação, interrompe o sangramento e cura a inflamação.

Preparação – A lesma do mar ou pepino do mar é chamado de "ginsém do mar", porque seus efeitos são similares àqueles do ginsém Chinês. Depois da lesma do mar ser pega, seus órgãos são removidos e as regiões internas são lavadas; então ferva-a em água salgada por aproximadamente 1h. Remova da água para esfriar, seque ao sol ou asse por aproximadamente 80 a 90% seco, e então ferva de novo por um tempo curto e seque ao sol.

Notas – A lesma do mar também pode ser usada para tratar a impotência. A lesma do mar pode aumentar a energia *Yin* e a energia

Yang, regular a menstruação, nutrir o feto e facilitar no trabalho. É sensato cozinhar a lesma do mar com presunto, porco ou carne de carneiro para descarregar a fadiga geralmente depois de uma doença prolongada ou depois de um parto.

Fígado de Ovelha ou de Cabra

Tonifica o fígado, aguça a visão e melhora as condições do sangue.

Preparação – Para curar as sensações de ardor nos olhos com dor e visão embaçada, cozinhe um fígado de ovelha ou de cabra com outros alimentos e coma. Para curar a miopia, pique um fígado de ovelha ou de cabra e frite com sementes de cebola verde até secar. Ferva e dilacere-o para cozinhar com arroz nas refeições.

Para curar anemia, ferva o fígado de ovelha ou de cabra até cozinhar; então adicione espinafre e ferva novamente. Misture um ovo de galinha no caldo e coma.

Notas – Já que o fígado de ovelha ou de cabra assemelha-se ao fígado humano, ele pode ser usado para tratar doenças do fígado.

Espinafre

É bom para anemia, sangramento, sede, constipação e também pode estimular o pâncreas a assistir na digestão. Como o espinafre é um alimento frio, ele pode aliviar a hipertensão, dores de cabeça, tontura, conjuntivite, diabetes e constipação.

Preparação – Para tratar a hipertensão, dores de cabeça, tontura, e constipação, embeba o espinafre em água quente por 3min. Tempere-o com óleo de gergelim e coma nas refeições.

Para curar cegueira noturna, esmague 450g de espinafre para produzir um suco; divida em duas dosagens para um dia de consumo.

Notas – O espinafre foi originalmente importado para a China vindo do sul da Ásia na dinastia Tang (618 – 907 d.C.). O espinafre contém luteína, clorofila, ácido fólico e oxálico. Muitas proteínas contidas no espinafre são aminoácidos essenciais que podem apenas ser obtidos dos alimentos.

O espinafre é benéfico para os órgãos internos, promove os movimentos intestinais, reduz o calor no estômago, atenua o alcoolismo e resfria o intestino. O espinafre promove a circulação sangüínea, expande o peito, regula a energia interna, sacia a sede e lubrifica a secura.

7 Alimentos Tônicos Yin

Os alimentos tônicos *Yin*, também chamados de tônicos *Yin* renais, restabelecem as deficiências *Yin*, tais como uma escassez de líquidos do organismo em ambos os homens e mulheres.

Haliote

Aumenta a energia *Yin*, reduz o calor interno, desperta a potência sexual nos homens e aguça a visão; é bom para as sensações de ardor vindas dos ossos, tosse, sangramento vaginal e supuração, dificuldade de urinação, glaucoma e conjuntivite.

Maçãs

Elevam o açúcar do sangue, são boas para a dificuldade de urinação, edema, hipoglicemia, indigestão e hipertensão.

Preparação – Nas curas alimentares Chinesas, as maçãs são comumente usadas para interromper a diarréia através deste remédio: tome 15g de pó de maçã seca com água quente de estômago vazio, duas a três vezes diariamente; isto também é efetivo para colite nervosa e tuberculose dos intestinos.

Notas – As maçãs podem aumentar a energia do coração. Elas podem balancear o baço e suavizar a inchação abdominal ao empanturrar-se. As maçãs podem produzir líquidos e saciar a sede, lubrificar os pulmões, beneficiar o coração e suavizar o alcoolismo igualmente.

Abóboras Amargas ("Balsam Pear")

Removem o calor interno, aliviam a fadiga, desobstruem o coração, aguçam a visão, aumentam a energia corpórea e a energia *Yang* em particular. Nas curas alimentares Chinesas, são usadas para tratar a febre, especialmente no verão, dores de dente, enterite, disenteria; externamente, são usadas para curar protuberância e outras erupções de pele.

Notas – Não madura, as abóboras amargas verdes claras têm sabor extremamente amargo mas contêm mais vitaminas do que as maduras, as quais são vermelhas e possuem um sabor doce. Cozinhando-as reduzirá consideravelmente o seu sabor amargo.

As abóboras amargas contêm ferro em abundância, e o tipo produzido na Província Jiangsu no oeste da China contém 6,6mg de ferro por 100g, a qual é uma das fontes mais ricas. Ela pode ser temperada com molho de soja ou conservada com sal; a abóbora amarga fresca pode ser cozida com carnes. Deste modo, as carnes ainda parecerão que estão congeladas mesmo no verão quente, mas as pessoas sobre o ataque do frio interno devem evitar este alimento. Quando a abóbora amarga está madura, ela pode nutrir o sangue, alimentar o fígado, lubrificar o baço e fortalecer os rins.

Açúcar Mascavo

Tonifica o sangue, fragmenta a coagulação sangüínea, trata doenças do baço e do estômago, suaviza o fígado, remove o frio interno; é particularmente bom para as mulheres depois do parto, para crianças e pessoas com anemia.

Preparação – Para resfriado comum, náusea matinal e dor de estômago indiferente, ferva 70g de açúcar mascavo com 7g de fatias de gengibre fresco e beba.

Para suprimir a menstruação, ferva 70g de açúcar mascavo com 70g de tâmaras vermelhas e 20g de gengibre fresco, depois beba como chá.

Para tratar traqueíte crônica, ferva 70g de açúcar mascavo, 250g de queijo tofu e 7g de gengibre fresco. Tome o caldo antes da hora de dormir por uma semana.

Para curar nefrite crônica, pique 1kg de taro, asse-o e moa até tornar-se pó. Misture isso com 200g de açúcar mascavo; tome 40g três vezes diariamente.

CANTALUPO (MELÃO ALMISCARADO)

Sacia a sede, reduz o calor interno, promove a urinação; um alimento ideal para pessoas com uma constituição quente que pode causar constipação e dificuldade de urinação; mas aqueles com uma constituição fria podem desenvolver edema e diarréia.

Notas – Há muitas variedades de cantalupo na China; os Chineses a chamam de "melão aromático" ou "frutas de melão". Os cantalupos cultivados no vale do Rio Amarelo onde o clima é relativamente seco estão entre os melhores. Um lugar na China chamado Tun-Huang é freqüentemente referido como "cidade do cantalupo" porque produz a melhor qualidade no país.

O cantalupo contém peptonas que não são coaguladas ao ferver e produz proteínas solúveis igualmente; ele também contém grandes quantidades de carboidratos, variando de 4,2 a 18%.

É bom comer os cantalupos em pequena quantidade, já que as quantidades excessivas podem causar baixa de energia, esquecimento e membros fracos.

LEITE DE COCO

É bom para diabetes, edema e vômito de sangue.

LEITE DE VACA

É um remédio bom para úlceras digestivas, particularmente úlceras pépticas; leite frio pode interromper sangramento e neutralizar o ácido gástrico para preveni-lo da irritação estomacal. Um médico Chinês famoso no século XVI dizia: "Leite de vaca é um excelente remédio para estômago quente. Ele pode tonificar a energia corpórea para reduzir a fadiga, lubrificar o intestino grosso, curar icterícia; é um alimento ideal para os idosos quando cozido com arroz."

Preparação – Para aliviar estômago desarranjado, dificuldade de deglutição e constipação com fezes ressecadas, ferva o leite e adicione o suco de cebolinho chinês ou suco de gengibre fresco antes de bebê-lo quente.

Para tratar diabetes com urinação freqüente e perda de peso severa, beba leite de vaca com leite de ovelha para saciar a sede de forma regular.

Para prevenir a fraqueza nas mulheres depois do parto, misture 2 xícaras de leite com 8 xícaras de água e ferva sobre fogo baixo para obter 2 xícaras de líquido. Beba nas refeições, ou, cozinhe o arroz e tâmaras vermelhas com leite para comer.

Para aliviar as úlceras pépticas, ferva 300g de leite com 40g de mel para beber nas refeições.

Para curar constipação habitual, ferva 300g de leite e 60g de mel com um pouco de suco de cebola verde. Beba-o logo pela manhã de estômago vazio.

Caranguejos

Reduzem o calor interno, dispersam a coagulação sangüínea, cicatrizam fraturas de ossos, aumentam a energia *Yin*; a carapaça do caranguejo é fria e salgada, a qual pode reduzir o calor interno e desintoxicar, fragmenta a coagulação sangüínea, elimina a congestão interna e alivia a dor.

Preparação – Para cicatrizar fraturas de ossos, esmague um caranguejo fresco e misture com um copo de vinho quente. Beba tudo de uma vez e use o caranguejo para aplicar externamente na região afetada. Dentro de meio dia, o osso produzirá algum barulho para indicar que está cicatrizando. Ou, asse um caranguejo fresco e esmague-o até tornar-se pó. Misture o pó com vinho quente e beba. Esta receita é igualmente boa para icterícia. Caranguejos de água doce devem ser consumidos apenas quando ainda estiverem frescos, já que o envenenamento pode facilmente ocorrer. Para neutralizar o envenenamento por caranguejo, esprema o suco de gengibre fresco em água e beba.

Pato

Aumenta a energia *Yin* no organismo, fortalece a fraqueza corpórea, promove a urinação e reduz a inchação.

Notas – Um pato macho mais velho é preferível no valor nutritivo. Quando o pato é cozido até ficar bem macio, é tão bom quanto ginsém.

O pato é basicamente uma criatura aquática, esse é o porquê dele poder promover a urinação e ser benéfico para o edema. Portanto, o pato é melhor para os homens com fraqueza sexual, bem como para pessoas com edema. Entretanto, um consumo excessivo de pato pode causar congestão energética e diarréia. Aqueles com funções digestivas cronicamente fracas e aqueles com resfriado comum e gripe devem abster-se de comer pato.

Ovos de Pata

Aumentam a energia *Yin* no organismo, removem o calor nos pulmões, tonificam o coração, interrompem a tosse ardida, curam garganta irritada e dor de dente.

Preparação – Para curar diarréia nas mulheres antes e depois do parto, misture um ovo de pata em um recipiente com suco de gengibre fresco, ferva a mistura até que ela seja reduzida a 20% e beba de estômago vazio.

Nota – Outras doenças que podem ser tratadas com ovos de pata são neurose, asma brônquica, hipertensão, desnutrição nas crianças, e gastrite crônica.

Figos

Uma reportagem indica que figos secos e figos verdes são ambos anticancerígenos. Os figos aliviam a constipação, reduzem o calor corpóreo, lubrificam os intestinos, interrompem a diarréia, saram a inflamação e a inchação e formam músculos.

Notas – Os figos podem curar cinco tipos de hemorróidas com inchação e dor ao fervê-los em água, e usando o caldo para lavar a região afetada. Os figos podem melhorar o apetite e interromper a diarréia.

Os figos também são chamados de "fruta da visão brilhante", porque a essência dos figos deslocar-se-á para o fígado para limpar o calor neste e na vesícula biliar, os quais são responsáveis pela visão. Eles podem limpar a garganta, expandir o peito, remover o catarro do organismo e promover a circulação de energia. Uma outra reportagem indica que os figos podem absorver a poluição do ar, com 1kg de folhas secas de figueira absorvendo 1,4g de enxofre.

Moluscos Bivalves de Água Doce

Reduzem o calor interno, aumentam a energia *Yin* no organismo, aguçam a visão e desintoxicam; são bons para diabetes, sangramento e supuração vaginal, hemorróidas, conjuntivite e eczema.

Notas – Os moluscos bivalves de água doce podem agir contra o alcoolismo e aliviar a intoxicação, saciar a sede e sarar conjuntivite.

Eles reduzem a fadiga e o sangramento nas mulheres, removem a umidade do organismo e suavizam a diabetes.

Os moluscos bivalves de água doce podem reduzir o calor no fígado e prevenir o enfraquecimento dos rins.

Tartaruga Verde

Aumenta a energia *Yin*, resfria o sangue e tonifica deficiências.

Preparação – Para curar tontura com manchas à frente dos olhos, lumbago e emissão seminal, ferva tartaruga verde e coma nas refeições de forma regular.

Para curar nefrite crônica, cozinhe 450g de tartaruga verde com 60g de alho; então adicione um pouco de açúcar branco e vinho.

Para suprimir a menstruação, cozinhe tartaruga verde com porco e coma nas refeições.

Notas – A tartaruga verde pode aumentar a energia *Yin* no fígado e nos rins e reduzir o calor interno. É boa também para prolapso do ânus, supuração vaginal, escrófula e inchação abdominal.

A tartaruga verde é um excelente remédio para a fadiga e a disfunção sexual nos homens.

Feijão Comum

É bom para os rins e lumbago; pode ser usado para tratar soluços, vômito, inchação abdominal e tosse.

Notas – Os feijões comuns desenvolvem-se melhor em climas quentes entre as temperaturas de 20 a 25°C, mas podem ser desenvolvidos em todas as estações, este é o porquê os Chineses chamam os feijões comuns de "feijões das quatro estações". Eles têm sido desenvolvidos na China por 2.000 anos. Uma reportagem indica que os feijões comuns contêm fitoemaglutinina (PHA), a qual pode inibir o desenvolvimento dos tumores.

"Kumquats"

Tratam hepatite aguda, colecistite, cálculos biliares, dor de estômago, hérnia, traqueíte crônica, prolapso do ânus e do útero.

Preparação – Para curar tosse e asma, lave dois ou três "kumquats" e corte-os abrindo com uma faca. Extraia todas as sementes e coloque os "kumquats" na água. Adicione um pouco de açúcar em pedra e ferva sobre fogo baixo. Coma o conteúdo e tome o caldo três vezes em um dia.

Notas – Os "kumquats" podem ser digeridos com a casca, a qual é mais aromática do que o próprio "kumquat".

Os "kumquats" podem regular o fluxo energético no organismo, aliviar a congestão, remover o catarro e suavizar a intoxicação.

Os "kumquats" podem saciar a sede e neutralizar o odor fétido, particularmente usando a casca.

Cem gramas de "kumquats" contêm 49mg de vitamina C, 80% da qual é encontrada na casca, a qual pode promover funções vasculares; são bons também para hipertensão, arteriosclerose e coronariopatia.

Toucinho

Tonifica a deficiência, lubrifica a secura e desintoxica; é bom para pele seca, tosse seca e constipação.

LIMÕES

Produzem líquidos, saciam a sede, reduzem o calor do verão e protegem o feto.

Preparação – A população no sul da China usa os limões para tratar a hipertensão. A receita mais freqüentemente usada é ferver um limão com 10 castanhas d'água em água e beber como chá.

Notas – Existem diferentes nomes Chineses para o limão, tais como "bom para a semente-mãe" e "bom para a fruta-mãe", o que significa que os limões auxiliam na deficiência do fígado de mulheres grávidas.

Os limões tornam-se pretos quando são conservados com sal e são bons para resfriado e expectoração violenta.

Os limões podem reduzir a energia e equilibrar o estômago, também podem dissipar a congestão, fortalecer o estômago e aliviar a dor.

LOQUAT ("JAPANESE MEDLAI")

Sacia a sede, interrompe os soluços e a tosse, aumenta a energia nos pulmões, atenua o vômito, reduz o calor interno no peito e lubrifica os órgãos internos.

Preparação – Uma receita tradicional famosa chamada "geléia de loquat" pode reduzir o calor interno, suprimir a tosse, lubrificar a garganta, saciar a sede e equilibrar o estômago. Para fazer a geléia de loquat, esmague os loquats para obter um suco; adicione as folhas de loquat, os miolos das sementes e açúcar em pedra; então ferva junto sobre fogo baixo até isso tornar-se uma geléia.

Notas – Um loquat é uma fruta temporã do verão que possui um sabor doce e ácido. Acredita-se que os loquats possuem energias das quatro estações, porque desenvolvem-se no outono, florescem no inverno, frutificam na primavera e amadurecem no verão. Um célebre e antigo poeta Chinês escreveu a seguinte frase dos loquats: "Poucas frutas têm o sabor tão delicioso quanto o loquat, poucas pessoas sabem sobre isso; ele amadurece assim que o verão está apenas pertinho e o vento da primavera quase foi embora."

ASPARGOS LÚCIDOS

Aumentam a energia *Yin* no organismo, lubrificam a secura, reduzem o calor nos pulmões; são bons para febre, tosse, vômito de sangue, tuberculose pulmonar, diabetes, garganta irritada e constipação.

MALTOSE

Tonifica a energia do organismo, suaviza o frio interno, fortalece o baço e o estômago, lubrifica a secura dos pulmões e cura a fraqueza interna.

Preparação – Para aliviar uma dor de estômago indiferente ou uma úlcera péptica crônica, tome uma ou duas colheradas de maltose com água quente de forma regular para aliviar a dor.

Para curar tosse ou garganta irritada, misture maltose com fatias de rabanete, deixe-a permanecer por toda a noite; então beba na manhã seguinte. Ou, esprema uma xícara de suco de rabanete para misturar com 15g de maltose e beba quente.

Notas – A maltose é feita de arroz e malte, ambos os quais são bons para o baço e estômago. Quando o baço e o estômago queimam e causam sede, causará vômito de sangue. A maltose pode reduzir a queimação, logo a sede cessará e o sangramento será interrompido.

Tangerina

Produz líquidos, sacia a sede, suaviza a intoxicação e promove a urinação; é boa para escassez de líquidos depois de recuperar-se de doenças quentes, sede e alcoolismo.

Preparação – Para tratar garganta irritada, ferva cascas de tangerinas em água e beba como chá.

Para curar edema, ferva cascas de tangerina em água com cera da casca de abóbora chinesa e beba como chá.

Para suavizar intoxicação e saciar a sede, remova as membranas brancas internas da casca, asse e moa até tornarem-se pó, então adicione um pouco de sal. Tome 6g de pó com água duas vezes ao dia.

Notas – A tangerina é benéfica para o calor tóxico no estômago e nos intestinos; ela pode saciar a sede aguda e promover a urinação.

Mangas

Fortalecem o estômago, saciam a sede, promovem a urinação, atenuam a náusea e interrompem o vômito.

Preparação – A casca da manga pode promover urinação e induzir movimentos intestinais. Para curar faringolaringite, ferva mangas em água e beba como chá.

Notas – Enjôo freqüentemente causa vômito, perda de apetite e um estômago fraco. A manga, que é doce e ácida, pode fortalecer o estômago e reduzir o enjôo.

Mexilhões

Aumentam a energia *Yin*, regulam a menstruação, tonificam o fígado e os rins, aumentam os níveis de sêmen e de sangue, curam o bócio e interrompem a supuração vaginal.

Preparação – Para tratar hipertensão e arteriosclerose, ferva 10g de mexilhões com 10g de aipo e coma nas refeições. Ou, cozinhe 40g de mexilhões com um ovo de pata conservado e coma nas refeições.

Para reduzir tontura e suores noturnos, cozinhe mexilhões com cascas de laranja.

Para curar o fluxo menstrual excessivo, cozinhe os mexilhões com porco e coma antes da menstruação.

Para curar tontura, lumbago, urinação descontrolada, supuração vaginal e dor na região abdominal inferior, embeba os mexilhões em vinho branco por 20min; então cozinhe com cebolinho chinês e coma nas refeições.

Notas – Os mexilhões são um remédio importante para energia baixa e doença renal. Eles também podem interromper o vômito de sangue, disenteria com sangue nas fezes, eliminação de sangue pelo ânus e coagulação sangüínea.

PERAS

Lubrificam os pulmões, removem o catarro do organismo, suprimem a tosse, reduzem o calor interno, especialmente no coração.

Notas – A mãe de um primeiro ministro Chinês uma vez no passado sofreu de tosse severa. Ele instigou-a a tomar ervas medicinais, mas sua mãe não podia porque isso provou-se aterrador. Sabendo que sua mãe gostava muito de peras, o primeiro ministro colocou-as no preparado herbal para melhorar o sabor. O resultado foi um famoso remédio chamado "geléia de pêra do outono", assim chamada porque as peras no outono são as de melhor tipo na China. A geléia de pêra do outono contém, entre outras coisas, peras, claras de ovos de galinha e mel.

Uma vez um oficial Chinês sofria de diabetes e foi comunicado pelo seu médico que tinha apenas poucas semanas de vida. Este oficial afastou-se de seu posto, mas logo encontrou um médico que lhe disse para comer peras em abundância quando sentisse sede. Ele fez isso e subseqüentemente recuperou-se da enfermidade. Hoje, as peras estão ainda sendo usadas pelos Chineses para tratar a diabetes. Este simples remédio é beber suco de pêra, fazer geléia de pêra do outono ou ferver as peras com mel e beber com água fria ou quente.

As peras também são boas para hipertensão. Um consumo regular de peras reduzirá a pressão sangüínea alta e aliviará a tontura, visão embaçada e barulho nos ouvidos. As peras podem proteger o fígado, promover a digestão e melhorar o apetite.

ERVILHAS

Equilibram os órgãos internos, produzem líquidos orgânicos, saciam a sede, aliviam a tosse e o soluço, promovem a secreção de leite em mães que estão amamentando e reduzem a inchação.

Notas - As ervilhas podem ser fervidas, fritas, ou preparadas em forma de pó para o consumo. Elas estão entre os melhores alimentos da terra.

As ervilhas podem ser cozidas com carne de carneiro para impulsionar a energia corpórea. A diabetes também está entre os sintomas mais freqüentemente tratados com ervilhas.

Abacaxis

São bons para indigestão, edema e inchação abdominal.

Romãs (Fruta Doce)

Produzem líquidos e saciam a sede; boas para garganta seca e diarréia crônica.

Carne de Porco

Fortalece os rins, reduz o calor interno, cura icterícia, sara hemorróidas e reprime a supuração vaginal.

Notas - A carne de porco possui uma ampla variedade de usos, mas não é sensato comer muita carne de porco, já que ele causará obesidade. Todas as carnes aumentarão a energia corpórea exceto a carne de porco.

A carne de porco contém menos proteína do que a carne de boi ou de carneiro, e possui aproximadamente 2,5 vezes mais gordura.

Tutano de Porco

Aumenta a energia *Yin* e o tutano no organismo, reduz a sensação de queimação, cura o corrimento vaginal nas mulheres e a emissão seminal nos homens. O tutano de porco é um alimento ideal para os idosos.

Preparação - Os Chineses gostam muito de usar ossos de carne de porco para fazer vários tipos de caldos, porque o tutano é bom para facilitar o desenvolvimento dos ossos nas crianças, particularmente quando misturado com legumes com alto nível de cálcio, tais como ervilhas, alga marinha, espinafre e queijo tofu. É uma receita ideal para crianças com raquitismo.

Quando preparar o caldo de osso, é sensato adicionar vinagre, gengibre fresco e pimenta-do-reino, já que eles podem fazer com que o tutano se separe dos ossos mais facilmente.

Pimentas-da-Jamaica Vermelhas

Saciam a sede, promovem a digestão, purificam o estômago e os intestinos, equilibram os órgãos internos e interrompem o vômito e a diarréia.

Preparação – Para curar diarréia crônica, asse as pimentas-da-jamaica vermelhas até tostar a superfície; então esmague até tornarem-se pó. Tome 6g de pó com caldo de arroz duas vezes ao dia. Ou, embeba as pimentas-da-jamaica vermelhas em vinho e coma uma a duas sementes secas duas vezes ao dia.

Para curar dores de cabeça crônicas, asse as pimentas-da-jamaica vermelhas e moa até tornar-se pó. Tome 6g de pó com chá de hortelã-pimenta duas vezes ao dia.

Moluscos Bivalves de Água Salgada

Aumentam a energia *Yin*, promovem a urinação, removem o catarro, abrandam manchas fortes no organismo; suas carapaças podem reduzir o calor interno e remover a umidade do organismo.

Notas – Os moluscos bivalves de água salgada são aquosos e lubrificantes, os quais podem gerar líquidos, lubrificar os órgãos internos, suavizar a diabetes e aumentar o apetite. O sal presente nos moluscos bivalves é mais benéfico para o coágulo nas mulheres com sensações de frio e de calor.

Os alimentos frios podem controlar a queimação; os alimentos salgados podem lubrificar e deslocar-se para baixo. Quando o organismo desenvolve manchas fortes, é necessário abrandá-las comendo alimentos salgados.

Os moluscos bivalves são freqüentemente usados para tratar icterícia, edema, tuberculose pulmonar, diabetes, traqueíte crônica e sangramento vaginal. Os moluscos bivalves podem ser assados e preparados em forma de pó para aplicações.

Camarão e Lagosta

Tonificam os rins, aumentam a potência sexual nos homens, aumentam a energia *Yin* e fortalecem o estômago.

Preparação – Para tonificar os rins e impulsionar a potência sexual nos homens, embeba 40g de camarão em água até amaciar; então frite-os com 300g de cebolinho chinês em uma panela quente com óleo, depois tempere com sal e coma. Ou, prepare camarão fresco para comer com vinho quente.

Os camarões secos e descascados são chamados de arroz com camarão na China. Para promover a secreção de leite nas mães, vaporize 100g de camarões secos e descascados em vinho branco até tornarem-se bem macios; coma com caldo de pé de porco.

Os camarões pequenos secos são chamados de pele de camarão. Eles podem melhorar as condições orgânicas nas crianças e mulheres grávidas em particular, quando consumidos de forma regular.

Notas – Os Chineses chamam a lagosta de "camarão marinho", "camarão vermelho" ou "camarão dragão". Existem mais dois tipos de camarões, o "lagoa-rio" e o de "pequeno lago".

Um herbalista Chinês no século XVI disse: "O camarão de água doce pode ser encontrado em rios e lagos; eles também podem ser encontrados em pequenos lagos e riachos. O camarão de água doce pode ser cozido e temperado com gengibre e vinagre para fazer um prato mais delicioso."

Carambola

A carambola pode ser comida como uma fruta, ou cozida com mel para ter gosto doce e ácido, ou conservá-la. Ela pode produzir líquidos, saciar a sede, aliviar tosses e soluços, reduzir o calor interno e promover urinação.

Preparação – Para curar gargantas irritadas, coma uma carambola fresca duas a três vezes ao dia.

Para aliviar dor artrítica, sensações de queimação ao urinar, calor interno excessivo e hemorróidas com sangramento, esmague uma carambola fresca e beba com água fria duas a três vezes ao dia.

Para tratar um baço inchado, esmague cinco carambolas e beba o suco com água quente uma vez por dia.

Para tratar inchação e dor devido a lesões, ou para sarar carbúnculo e protuberância na pele, esmague as folhas das carambolas e aplique externamente sobre as regiões afetadas.

Para curar todos os tipos de cálculos, pique de três a cinco carambolas e ferva sobre fogo baixo com 3 colheres de sopa de mel por 1h. Beba o caldo e coma o conteúdo uma vez por dia.

Para curar corrimento vaginal nas mulheres, ferva raízes de carambolas em água com tâmaras vermelhas e carne de porco magra para consumo regular.

Para tratar dor de cabeça crônica, ferva 60g de raízes de carambola com 150g de queijo tofu e coma nas refeições uma vez ao dia.

Cana-de-Açúcar

Aumenta a energia *Yin* no organismo, lubrifica a secura, acomoda o estômago, interrompe o vômito, reduz o calor nas regiões internas e remove as toxinas do organismo.

Preparação – Para curar a tosse decorrente de traqueíte e de tuberculose pulmonar, misture caldo de cana-de-açúcar com suco de rabanete em quantidades iguais, e depois beba um copo do suco duas vezes ao dia.

Para tratar um estômago desarranjado com vômito decorrente de doença estomacal crônica, náusea matinal, vômito por nervoso e câncer de estômago em um estágio inicial, beba meio copo de suco de cana-de-açúcar quente com uma colher de chá de suco de gengibre fresco.

Para facilitar ou prevenir o sarampo, misture suco de cana-de-açúcar, suco de castanha d' água e suco de rabanete em quantidades iguais, e depois beba um copo duas vezes ao dia.

Semente de Damasco Doce

Lubrifica os pulmões e interrompe a asma; é boa para tosses e para constipação devido à secura intestinal.

Tomates

Reduzem o calor interno, removem toxinas do organismo, resfriam o sangue e regulam as funções dos rins e do fígado; contêm "tomatine", a qual pode auxiliar na digestão e promover urinação.

Notas – Os tomates contêm grandes quantidades de vitamina C, aproximadamente duas vezes e meia tanto quanto as maçãs, três vezes mais que as bananas e quatro vezes mais que as peras. Além do que, a vitamina C nos tomates não será facilmente destruída durante o cozimento.

Os tomates podem produzir líquidos, saciar a sede e fortalecer o baço. Eles também podem facilitar os movimentos das juntas, porque os líquidos são necessários em boas condições para as juntas funcionarem apropriadamente. Portanto, os Chineses acreditam que quando as juntas fazem barulhos de quebra, os tomates podem ser usados como um remédio.

Quando lesado, a coagulação sangüínea e a inchação podem desenvolver-se; a vitamina C nos tomates pode facilitar sarando os ferimentos.

Nozes

Fortalecem os rins; são boas para lumbago, pernas fracas, tosse, dentes soltos, urinação freqüente e corrimento vaginal e sangramento.

Preparação – Para curar fígado e rins fracos, com tosse crônica e eliminação de catarro, mastigue lentamente uma a duas nozes com uma a duas fatias de gengibre fresco duas vezes ao dia.

Para tratar impotência e emissão seminal, tome 60g de nozes frescas todos os dias por um mês. Ou, frite uma noz com 6g de sementes de cebolinho; adicione vinho e tome como um caldo.

Para curar urinação freqüente, asse uma noz e mastigue-a antes da hora de dormir; beba junto com um copo de vinho.

Notas – Os Chineses chamam as nozes de "fruta da longevidade" por duas razões: primeiro, as nogueiras vivem alguns 100 anos; segundo, as nozes fortalecem os rins e o cérebro, o que faz alguém viver uma longa vida.

Nozes podem fazer alguém sentir-se saudável, lubrifica a pele e faz o cabelo retornar para a sua cor original.

As nozes também podem aumentar a energia do organismo, nutrir o sangue, remover o catarro do organismo, aquecer os pulmões e lubrificar o intestino grosso.

Melancia

Age contra o calor do verão e reduz a febre no organismo e promove a urinação. As sementes de melancia purificam os pulmões, lubrificam os intestinos, saciam a sede e auxiliam na digestão. As raízes e as folhas da melancia podem ser fervidas para tratar enterite, diarréia e disenteria; são boas para nefrite, hipertensão e dores de dente.

Preparação – Para reduzir a sede nos diabéticos, ferva 30g de casca de melancia e cera de casca da cabaça, depois beba como chá, o qual também é bom para eliminar urina turva nos diabéticos.

Para curar edema no coração e doença renal, ferva 60g de casca de melancia fresca ou 30g de casca seca em água e beba como chá.

Notas – A melancia foi importada da África para a China há mais de mil anos, mas algumas pessoas acreditam que ela veio da região oeste da China, esse é o porquê da melancia ser chamada de "melão do oeste" em Chinês.

A melancia pode reduzir o calor no pericárdio para desviar-se para o intestino delgado, e então para a bexiga aonde o calor é excretado. Este é o porquê dela ser efetiva na remoção do calor interno não apenas na bexiga, mas também no estômago e intestinos. É realmente um excelente remédio para doenças por calor e sede.

A casca da melancia é chamada de "vestido verde" em Chinês porque cobre a melancia como um vestido verde; tem um gosto doce com uma energia fria. Promove a urinação, reduz o calor nos pulmões, lubrifica os intestinos e sacia a sede.

Filhote de Arenque

Tonifica deficiências, fortalece o estômago, beneficia os pulmões e promove a urinação.

Açúcar Branco

Lubrifica os pulmões, produz líquidos, equilibra as regiões internas, fortalece o baço e retarda as funções do fígado.

Notas – O açúcar branco tem gosto doce, e alimentos doces afetam principalmente o baço; um consumo excessivo de açúcar branco causará doenças do baço.

O consumo freqüente de açúcar branco gerará calor interno e prejudica o dente.

Aqueles com catarro úmido interno, crianças com sarampo e pacientes com um alto nível de colesterol no sangue, coronariopatias e diabetes devem limitar o açúcar em suas dietas.

8 *Alimentos Tônicos Yang*

Os alimentos tônicos *Yang*, ou tônicos *Yang* renais, restauram a energia *Yang* nos rins, a qual é essencial na manutenção do calor no organismo.

Rins de Boi

Tonificam os rins e aumentam o nível de sêmen; são bons para a impotência e o reumatismo.

Castanhas

Aumentam a energia no organismo e fortalecem o estômago, intestinos e rins.

Notas – Os Chineses chamam as castanhas de "reis das frutas secas". As castanheiras são uma das plantas mais fortes da terra, porque elas podem manter-se em climas difíceis mais do que quaisquer outras plantas.

Houve uma vez que uma pessoa sofria de pernas fracas e estava inábil para caminhar. Um médico disse-lhe para comer uma grande quantidade de castanhas. Este paciente permaneceu a noite inteira de baixo de uma castanheira, comendo todo o grupo de nozes. Em conseqüência disso, ele foi capaz de caminhar na manhã seguinte.

Para curar tendões rompidos e ossos fraturados, ou inchação e dor com coagulação sangüínea, é sensato comer castanhas regularmente.

Um célebre herbalista Chinês no século XVI salientou que as castanhas podiam agir contra o resfriado e interromper a diarréia. Ele disse que uma vez um homem estava sofrendo de diarréia com frieza interna, e este consumiu 20 a 30 castanhas e recuperou-se da enfermidade.

SEMENTES DE CEBOLINHO

Tonificam o fígado e os rins, aquecem as partes pudendas e os joelhos, impulsionam a energia *Yang* no organismo e solidificam o sêmen; são boas para a impotência, urinação freqüente, enurese, corrimento vaginal e diarréia.

CASCA DE CANELA (CINAMOMO)

Tonifica a energia *Yang* no organismo, aquece o baço e o estômago, reduz a frieza interna, promove a circulação sangüínea; é boa para membros frios, dor abdominal, diarréia e hérnia.

ÓLEO DE CRAVO-DA-ÍNDIA

Aquece o estômago e os rins; é bom para dores de estômago frias, soluços, vômito, diarréia, dor reumática, dor de hérnia, dores de dente e respiração ruim.

CRAVO-DA-ÍNDIA

Aquece as regiões internas e os rins, alivia soluços; é bom para vômito, estômago desarranjado, diarréia, dor abdominal fria, hérnia e *tinea*.

RIM DE CERVO

Tonifica os rins, melhora a capacidade sexual, produz sêmen; é bom para fadiga, lumbago, barulho nos ouvidos, surdez, impotência e infertilidade nas mulheres devido ao útero frio.

SEMENTES DE ENDRO

Aquecem o baço e os rins, melhoram o apetite, dispersam o frio, promovem a circulação energética, agem contra o envenenamento por peixe e carne; são boas para vômito, dor abdominal fria, hérnia e apetite pobre.

Raízes de Erva-Doce

Aquecem os rins, equilibram as regiões internas, promovem a circulação energética e aliviam a dor; são boas para o reumatismo, dor abdominal e dores de estômago.

Sementes de Erva-Doce

Fortalecem o estômago, dispersam o frio interno e aliviam a dor; são consideradas benéficas para dor de hérnia fria envolvendo o intestino delgado.

Notas – A semente de erva-doce é um excelente alimento para aquecer as regiões ao redor da bexiga e dos rins. Ela pode aliviar a dor e o vômito.

A semente de erva-doce pode dispersar o frio, aliviar a dor, curar hérnias, lumbago e enurese.

A erva-doce contém 3 a 6% de óleo essencial, principalmente anetol, o qual é responsável por 50 a 60% e "fenchone" por 18 a 20%. O óleo de erva-doce é útil para expelir gás do abdômen.

Sementes de Alforva (Alforva Oriental)

Tonificam o *Yang* renal, removem a frieza e a umidade; são boas para dor abdominal e inchação, beribéri úmido, lumbago e impotência.

Sementes de Cebola Verde

Aquecem os rins, aguçam a visão; são boas para tontura da impotência e visão embaçada.

Frutas de Cássia Japonesa

Aquecem as regiões internas, particularmente o estômago, acalmam o fígado, fortalecem os rins e dispersam a frieza.

Nozes de Pistache

Aquecem os rins e o baço; são boas para impotência e diarréia fria.

Testículos de Porco

São bons para traqueíte, asma, hérnia e urinação bloqueada.

Raízes de Freixo Ardente

Sãs boas para bexiga fria e para sangue na urina.

Framboesas

Tonificam o fígado e os rins, controlam a urinação, solidificam o sêmen, aguçam a visão; são boas para impotência, emissão seminal, urinação freqüente, fadiga e visão embaçada.

Vesícula Natatória de Tubarão

Fortalece os pulmões, tonifica o coração, remove o catarro, nutre o sêmen e aumenta as energias *Yin* e *Yang* no organismo.

Anis Estrelar

Aquece o organismo, dispersa o frio interno e interrompe o vômito devido ao estômago frio.

Notas – O anis estrelar cuida de todos os tipos de energia fria nas regiões internas e dores de hérnia em particular.

O anis estrelar alivia os rins fatigados, dor no intestino delgado, beribéri seco e úmido e dor fria na bexiga com inchação. Ele também pode melhorar o apetite.

O anis estrelar é chamado de "erva-doce maior" ou "erva-doce de oito ângulos" em Chinês devido ao seu tamanho e forma. Possui um gosto como o da erva-doce, mas é um pouco mais doce.

"Sword Beans" (Feijões Espada)

Aquecem as regiões internas, aliviam o soluço e as tosses, regulam o estômago e os intestinos, fortalecem os rins e aumentam a energia do organismo.

Preparação – Para tratar soluços e peito congestionado, asse os "sword beans" velhos até tostarem por fora e triture até tornarem-se pó. Tome 6 a 9g do pó.

Para curar coqueluche, esmague 10 sementes de "sword beans" e ferva em uma xícara e meia de água sobre fogo baixo com 3g de alcaçuz e um pouco de açúcar em pedra até que a água seja reduzida a uma xícara. Esprema e beba o suco lentamente.

Para curar hérnias nas crianças, moa as sementes de "sword beans" até tornarem-se pó. Tome 5g do pó uma vez por dia.

Para tratar tuberculose dos nódulos linfáticos cervicais, ferva 30g de vagens de "sword beans" frescos, misture-as com um ovo de galinha e adicione 2 colheres de chá de vinho; tome o caldo e coma o conteúdo uma vez por dia.

Notas – Os "sword beans" parecem uma figura carregando uma espada. Os "sword beans" macios podem ser fervidos em água e temperados com molho de soja ou mel. As sementes dos "sword beans" velhos são tão grandes quanto um polegar e vermelho suave na cor, e podem ser cozidos com carne de porco ou galinha.

9 Alimentos Tônicos Hepáticos e Pulmonares

Estes alimentos restauram as deficiências que podem resultar em disfunções ou doenças dos pulmões e fígado.

Sementes de Gergelim Pretas

Corrigem a fraqueza física, fazem com que os órgãos internos fiquem mais fortes, aumentam a energia orgânica, constroem músculos, restauram a medula no cérebro, fortalecem os ossos, melhoram a audição, aguçam a visão, reprimem a fome e saciam a sede.

Preparação – Para curar tosses e asma nos idosos, frite 250g de sementes de gergelim pretas até estararem levemente tostadas; despeje 2 a 3 colheres de chá de suco de gengibre fresco e frite novamente. Tome uma colher de chá de sementes de gergelim duas vezes ao dia, pela manhã e ao entardecer.

Notas – Existem sementes brancas e sementes pretas de gergelim, mas suas funções são basicamente similares. Nas curas alimentares, entretanto, as sementes de gergelim pretas são mais freqüentemente usadas.

A semente de gergelim preta é um alimento lubrificante, esse é o porquê dela poder ajudar a produzir sêmen e medula. Ela tem sabor doce e melhora o sangue, aquece o baço e reprime a fome. A deficiência sangüínea pode causar dificuldade nos movimentos intestinais, tornar o cabelo grisalho e causar doenças de pele, todos os quais podem ser tratados com sementes de gergelim pretas.

As sementes de gergelim pretas contêm 60% de gordura, os quais são, na maior parte, ácidos graxos insaturados considerados bons para a nutrição. Muitos clássicos fazem a alegação de que através do consumo de sementes de gergelim pretas de forma regular, alguém é capaz de impedir uma doença e fixar a juventude.

Queijo

Tonifica os pulmões, lubrifica os intestinos, nutre a energia *Yin* no organismo, sacia a sede; é bom para constipação e para pele seca e sarnenta.

Fígado de Galinha

Vitaliza a energia *Yang*, tonifica os rins e aguça a visão.

Preparação – Para curar enurese à noite, misture o fígado de um galo com canela em quantidades iguais, produzindo pequenos tabletes. Coma um tablete com caldo de arroz três vezes ao dia.

Para curar visão embaçada no idosos, pique um fígado de galinha e misture com sementes de feijão-de-soja pretas processadas e arroz. Faça um bolo com a mistura e coma nas refeições.

Nota – O fígado de galo é considerado o melhor alimento para curas alimentares.

Alho

Trata a diarréia, estágio inicial de resfriados comuns, coqueluche nas crianças e vaginite por tricomonas. O alho pode destruir germes e vermes, sarar inflamação e fortalecer o estômago.

Notas – O alho contém aproximadamente 2% de óleo essencial, principalmente alicina e uma pequena quantidade de iodo. Uma reportagem do Japão indica que o alho contém um elemento chamado "ge", o qual previne câncer de estômago.

Os Chineses relatam que um óleo essencial presente no alho é benéfico para pacientes com coronariopatias. Ele também pode melhorar o prognóstico para pacientes com parada cardíaca. Entretanto, o óleo essencial presente no alho também pode inibir a secreção de suco gástrico e causar anemia.

O alho pode eliminar carbúnculo e sarar inchação e remover toxinas do organismo.

O alho pode tratar tosses e soluços e promover a digestão de grãos e carnes.

Um estudo conduzido na China concluiu que nas regiões aonde a população tem o hábito de comer alho, existem menos casos de câncer de estômago – aproximadamente um terço da média nacional. Aqueles com o hábito de comer alho possuem um menor nível de nitrito, o qual é um precursor de um agente indutor de câncer chamado nitrosamina.

Lágrimas-de-Jó

Fortalecem o baço, tonificam os pulmões, reduzem o calor interno, removem a umidade; são boas para a obesidade, reumatismo, edema e beribéri.

Frutas do Espinheiro de Casca Branca

Abaixam o nível de açúcar no sangue e inibem o desenvolvimento de muitas bactérias.

Notas – As frutas do espinheiro de casca branca podem ser comidas como frutas ou cozidas como legumes. São comumente usadas como erva para hipertensão e diabetes e também como famoso remédio para doenças oculares, porque agem no fígado, o qual é considerado o órgão responsável pelos olhos.

Amoras

As amoras são freqüentemente feitas em ungüento para consumo interno para reduzir febre, saciar a sede, melhorar o estado de espírito e reduzir o calor no intestino delgado; são benéficas para os órgãos internos, boas para as juntas, efetivas na promoção de circulação sangüínea, aumentam a energia *Yin* no organismo; freqüentemente usadas para tratar diabetes, tontura, insônia e constipação.

Preparação – Para curar artrite reumatóide, paralisia dos membros e vários tipos de neuralgia, ferva 50g de amoras frescas em água e beba como um caldo.

Nota – As amoras podem melhorar a condição do fígado e dos rins, aumentar a quantidade de sangue, agir contra o alcoolismo, aliviar o reumatismo, aguçar a visão e melhorar a audição.

Pulmão de Porco

É bom para tosses e para eliminação de sangue pela boca.

Pâncreas de Porco

Sara tuberculose pulmonar com tosse; quando é cozido com tâmaras vermelhas e vinho, cura fraqueza e magreza.

Preparação – Para curar tosses, pique um pâncreas de porco em fatias finas; ferva-o com vinagre e coma nas refeições.

Para curar vitiligo, embeba um pâncreas de porco em vinho por 1h; então vaporize-o. Coma nas refeições, uma vez por dia, por no máximo 10 dias.

Para tratar diabetes, embeba um pâncreas de porco fresco em água fervente até que esteja meio cozido, então tempere-o com molho de soja. Ou, ferva um pâncreas de porco com 40g de barbas de milho. Beba o caldo e coma o pâncreas uma vez ao dia por 7 dias.

Fígado de Coelho

Tonifica o fígado, aguça a visão; é bom para tontura, película ou dor nos olhos.

Geléia Real

Corrige deficiências, tonifica o fígado, fortalece o baço; é boa para hepatite contagiosa aguda, hipertensão, úlceras pépticas, artrites e reumatismo.

Tâmaras Azedas (Chinesa ou Jujubas Silvestres)

Nutrem o fígado, protegem o coração, acalmam o estado de espírito, reprimem a transpiração; são boas para insônia, palpitações, nervosidade, sede e transpiração excessiva.

Morangos

Tonificam o fígado e os rins e controlam a urinação; são bons para urinação excessiva e tontura.

Notas – Os morangos podem proteger os órgãos internos, fortalecer a potência sexual e o sêmen nos homens, desenvolver fortes forças de vontade, melhorar as probabilidades de fertilidade em ambos, homens e mulheres.

Os morangos podem ser comidos para melhorar a aparência e retornar o cabelo para sua cor original.

Quando uma pessoa sofre de tontura é devido a uma ausência de energia *Yang* na cabeça. Se você sente que está próximo de desmaiar, coma morangos como um remédio. Entretanto, os morangos agem no fígado e um consumo excessivo deles pode causar um distúrbio hepático.

Flores de Nabo

Tonificam o fígado e aguçam a visão.

Ginsém Ocidental

Aumenta a energia *Yin* nos pulmões, reduz o calor interno, produz líquidos, sacia a sede; é bom para tosses, perda de sangue, garganta seca e fadiga.

10 Alimentos Tônicos Estomacais e Coronários

Estes alimentos são usados para tratar distúrbios e fortalecer a condição do estômago e coração.

Âmbar-cinzento

Promove a energia e a circulação sangüínea, alivia a dor, promove a urinação; é bom para tosses, asma e dor abdominal.

Flores-Macho de Nozes Areca

Resfriam o sangue e saciam a sede; são boas para tosses.

Raízes de Azaléas

Interrompem o sangramento e aliviam a dor; são boas para hemorragias nasais, vômito de sangue, menstruação irregular e dor reumática.

Cerveja

Promove a urinação e acalma o estado de espírito.

Sementes de Cardamomo

Promovem a circulação energética no organismo, aquecem o estômago, auxiliam na digestão, expandem o peito; são boas para circulação pobre, peito congestionado, inchação abdominal e soluços.

Chicória

Reduz o calor no fígado e beneficia a vesícula biliar; é boa para hepatites do tipo ictérica.

Frutas da Magnólia Chinesa

Produzem líquidos e constringem o sêmen; são boas para transpiração excessiva e emissão seminal.

Café

É bom para bronquite e enfisema.

Folhas de Nogueira-do-Japão

Tonificam o coração, controlam os pulmões, removem a umidade, reprimem a diarréia; são boas para dor no coração, palpitações, tosses, corrimento vaginal e coronariopatia.

"Grass Carp"

Aquece o estômago e equilibra as regiões internas; é bom para o reumatismo, dores de cabeça e doenças hepáticas.

"Hairtail"

Aquece o estômago, tonifica deficiências e lubrifica a pele.

Notas – As escamas de um "hairtail" contêm vários ácidos insaturados; em um experimento, o óleo das escamas do "hairtail" foi descoberto para reduzir os níveis de colesterol em ratos.

Um outro relatório indicou que quando ratos foram alimentados pelas escamas de "hairtail", os seus pêlos cresceram mais rápido e mais grossos. Quando algumas pessoas aplicaram o óleo no couro cabeludo ressecado de crianças, o cabelo começou a crescer em sua cor original dentro de um mês.

Em uma fábrica em Shangai, extratos de escamas de "hairtail" foram usados para tratar leucemia aguda e outros cânceres com bons resultados, mas os pacientes mostraram alguns efeitos colaterais, tais como náusea, perda de apetite e uma elevação na transaminase. Portanto, os pacientes com distúrbios hepáticos e renais não devem usar extratos de "hairtail". Quando os extratos são usados em combinação com outros remédios anticancerígenos, eles podem ser efetivos no tratamento de câncer do estômago, tumores linfáticos e viloma.

Folhas de Lágrimas-de-Jó

Aquecem o estômago, beneficiam o sangue e aumentam a energia.

Cascas "Longan"

Interrompem o sangramento, aliviam a dor, regulam a energia, removem a umidade; são boas para sangramento devido a lesões, hérnias, escrófula e eczema.

Laranjas Trifoliadas

Dispersam a energia do fígado, equilibram o estômago, regulam a energia, aliviam a dor; são boas para inchação abdominal, dores de estômago, hérnia, dor, testículos e seios inchados e prolapso do útero.

Trigo

Nutre a energia do coração, é bom para pessoas com cardiopatias, insônia, palpitações e histeria.

Preparação – O trigo também pode ser usado para fraqueza estomacal e diarréia através da preparação desta receita simples: Remova as sementes das tâmaras vermelhas e asse até secar. Frite a farinha de trigo e o pó de arroz glutinoso juntos com óleo até eles estarem amarelados. Moa as tâmaras vermelhas secas até tornarem-se pó. Misture os três ingredientes juntos e coma 30g da mistura de cada vez com água quente.

Notas – O trigo que flutua em água é seco e usado como uma importante erva Chinesa, a qual é chamada de "trigo flutuante". Ele é mais forte do que o trigo como um remédio. O trigo flutuante pode aumentar a energia, aliviar a depressão mental, interromper a transpiração excessiva e os suores noturnos e resfriar as sensações de queimação nos ossos e em mulheres com fadiga.

Cogumelo Branco

Aumenta a energia *Yin* no organismo, lubrifica os pulmões, nutre o estômago e produz líquidos; é bom para tosses devido à fadiga e deficiência orgânica, sangue no catarro, sede e sensações de calor. Entretanto, as tosses do resfriado comum não devem ser tratadas com cogumelos brancos.

Preparação – Para interromper o sangramento nas hemorróidas, ferva 6g de cogumelos brancos com um bolo de caqui em água até que os cogumelos estejam extremamente macios. Coma como um lanche.

Notas – Os cogumelos brancos podem reduzir o calor e lubrificar a secura nos pulmões. Eles são freqüentemente usados para tratar tosses secas, tosses com um pequeno catarro, hemorragias nasais e eliminação de sangue pela boca.

Os cogumelos brancos são considerados mais caros do que os cogumelos pretos, mas suas funções são basicamente as mesmas.

11 *Alimentos Tônicos Esplênicos*

As curas alimentares para o baço tratarão e prevenirão as deficiências neste órgão interno vital.

"Apple Cucumbers"

Saciam a sede, produzem líquidos, fortalecem o baço; são boas para edema e insolação.

Sementes de Alcaravia

Fortalecem o estômago, melhoram o apetite, regulam a energia; são boas para o lumbago, hérnias e dores de estômago; são usadas com a canela e gengibre seco para aliviar o vômito e os soluços devido a um estômago frio.

Cenouras

Fortalecem o estômago e o baço, produzem líquidos orgânicos, aumentam a energia corpórea, abaixam a pressão sangüínea, fortalecem o coração, agem como agentes antiinflamatórios e antialérgicos.

Preparação – Para curar cegueira noturna e síndrome infantil dos olhos arregalados, pique seis cenouras e ferva em água por um longo tempo. Beba o caldo e coma as cenouras. Ou, coma três cenouras cruas a cada dia por 10 dias. Ou, pique cenouras cozidas e adicione gengibre fresco e um pouco de sal. Adicione fatias de fígado de porco e ferva novamente até que o fígado esteja cozido.

Para tratar hepatite do tipo ictérica aguda, ferva 120g de folhas de cenoura seca (ou 250g de folhas frescas) e coma nas refeições por uma semana.

Para curar indigestão nas crianças, ferva 250g de cenouras frescas em água com 3g de sal. Esprema e beba o caldo depois de dividi-lo em três dosagens a cada dia por 2 dias. Ou, ferva raízes de cenoura com açúcar mascavo e coma nas refeições.

As cenouras cozidas com carne de carneiro são consideradas boas para impotência, diarréia e membros frios, todos os quais são, na maioria das vezes, devido a um baço fraco e à energia *Yang* baixa.

Notas – O caroteno é convertido em vitamina A no fígado; ele é abundante nos legumes amarelos e laranjas e frutas, particularmente nas cenouras. A vitamina A é importante no tratamento de doenças oculares, tais como olhos secos e mancha de Bitot. De acordo com pesquisas, 95% da vitamina A que o organismo necessita é derivada dos legumes. A população Oriental refere-se à cenoura como o ginsém leguminoso.

Folhas de Cerejeira

Aquecem o estômago, fortalecem o baço, interrompem o sangramento; são boas para indigestão, diarréia, vômito de sangue e hemorróidas.

Espigas de Milho

Fortalecem o baço e removem a umidade; são boas para diminuir a urinação, edema, beribéri e diarréia.

"Crown Daisies"

Fortalecem o baço e o estômago, aumentam a memória, promovem movimentos intestinais e lubrificam e removem o catarro dos pulmões.

Preparação – Para suprimir a tosse e remover o catarro, ferva 90g de "crown daisies" em água. Adicione um pouco de açúcar em pedra e divida em duas dosagens para um dia de consumo.

Para tratar hipertensão com dor de cabeça, esprema o suco das "crown daisies" frescas e beba um copo de suco duas vezes ao dia.

Notas – As "crown daisies" contêm abundância de caroteno, além disso para óleo essencial e colina.

Osso de Cachorro

Fortalece o baço, ativa o sangue, constrói músculos; é usado para tratar dor reumática, partes pudendas e pernas fracas, entorpecimento dos membros, diarréia crônica e ulceração produzida pelo frio.

Rã

Reduz o calor interno, desintoxica e elimina água do organismo. Quando uma rã é assada e reduzida a pó, ela pode curar carbúnculo com aplicações externas. Quando é cozida e comida, pode corrigir fraqueza e tonificar deficiências; particularmente boas para as mulheres depois do parto. O suco alivia vermelhidão da face e pescoço inchado.

Preparação – Para curar vermelhidão da face e pescoço inchado, esmague uma rã e esprema o suco dela. Misture o suco com água e beba de estômago vazio.

Para suprimir a menstruação, asse uma rã e moa até tornar-se pó. Adicione um pouco de vinho e coma 9g de cada vez. Ou, vaporize uma rã com 90g de feijões-de-soja amarelos. Coma nas refeições por 3 dias em um ciclo.

Nota – A população no sul da China come rã e a chama de galinha de fazenda, porque a sua carne possui um sabor parecido com a carne de galinha.

"Grass Carp Gall"

É bom para gargantas irritadas.

"Horse Beans" (Favas, "Fava Beans")

Fortalecem o baço, removem a água do organismo, resfriam o sangue e interrompem o sangramento, abaixam a pressão sangüínea; são freqüentemente usados como uma cura alimentar para hipertensão.

Preparação – Como um remédio para edema, os "horse beans" podem ser fervidos com cera da casca de cabaça e consumidas nas refeições.

As flores de "horse beans" são efetivas para hipertensão, sangramento pela boca e hemorragia nasal; para preparar este remédio, ferva 60g de flores de "horse bean" frescas (15 a 20g destas secas) em água. Beba como um chá, duas a três vezes ao dia; o mesmo remédio também é efetivo para corrimento vaginal nas mulheres. Ou, ferva 9g de flores de "horse bean" em água, esprema-as e adicione açúcar em pedra para duas dosagens em um dia. A receita para edema é chamada de sopa de "old horse bean": Ferva 120g de "horse beans" (com pelo menos 3 anos de idade) com 90g de açúcar mascavo em 5 xícaras de água sobre fogo baixo até que a água seja reduzida a uma xícara e beba quente.

Notas – Os "horse beans" podem remover a água do organismo e estabelecer um equilíbrio entre os órgãos internos.

Os "horse beans" podem aumentar a energia corpórea, controlar a emissão seminal nos homens e tornar os intestinos mais fortes.

Os "horse beans" podem fortalecer o baço e melhorar o apetite; os brotos de "horse beans" são bons para promover a digestão.

Na herbologia Chinesa e nas curas alimentares similarmente, algumas vezes as ervas ou os alimentos são melhores quando são mais envelhecidos, o que é verdadeiro para os "horse beans".

Flores de "Hyacinth Bean"

Fortalecem o baço, equilibram o estômago, agem contra o calor do verão, removem a umidade; são boas para disenteria e diarréia.

"Hyacinth Beans" (Feijões Jacinto)

Fortalecem o baço e removem a água do organismo, saciam a sede; são freqüentemente usados para agir contra os efeitos tóxicos no organismo; particularmente bons para o sistema digestivo.

Preparação – Para tratar diarréia, dor abdominal, ou até gastroenterite, ferva "hyacinth beans" para consumo.

As raízes de "hyacinth beans" podem ser fervidas para curar artrite reumática; coma 15 a 20g uma vez ao dia.

Para fortalecer o baço com um tônico, frite "hyacinth beans" sem óleo até tornarem-se amarelados ou até levemente tostados; quando os "hyacinth beans" são usados para remover a umidade do organismo, eles devem ser fervidos em água até que estejam bem macios.

Para tratar gastroenterite aguda com vômito e diarréia, esmague os "hyacinth beans" até tornarem-se pó. Coma 12g do pó com água quente, duas a três vezes ao dia. Alternativamente, ferva 30 a 60g de "hyacinth beans" em água para o consumo em duas a três dosagens em um dia. Esta receita também é boa para mulheres grávidas para prevenirem-se contra um aborto.

Casca de Cássia Japonesa

Aquece a região mediana, fortalece o estômago e aquece as partes pudendas e joelhos; é particularmente boa para dores abdominais frias e inchação.

Preparação – Para aliviar a dor abdominal nas mulheres após o parto, ferva 50g de casca de cássia japonesa com 15g de açúcar mascavo; beba quente.

Para aliviar a inchação e a dor na região abdominal inferior antes da menstruação, ferva 7g de casca de cássia japonesa, 10g de "hawthorn fruits" e 40g de açúcar mascavo. Beba antes do início da menstruação.

Para curar dores de estômago frias, moa 4g de casca de cássia japonesa e tome uma vez ao dia.

Notas – A casca de cássia japonesa possui um sabor picante e doce com uma energia levemente quente.

A casca de cássia japonesa pode acalentar o estado de espírito e melhorar a aparência. Alguém sentir-se-á leve no organismo após prolongado consumo e viverá uma vida longa, com aparência tão brilhante que irá sempre permanecer com vigor.

Raízes de Lágrimas-de-Jó

Reduzem o calor interno, removem a água do organismo e fortalecem o baço; são boas para icterícia, edema e hérnias.

Sementes e Frutas de Lótus

Nutrem o coração, fortalecem os rins, tonificam o baço, controlam o intestino; são boas para emissão seminal, diarréia crônica, corrimento vaginal e vômito.

Preparação – Para interromper o vômito incessante, frite seis frutas de lótus até estarem amareladas; então moa até tornarem-se pó. Tome o pó com um copo de água fria.

Para curar aborto habitual, cozinhe sementes de lótus com arroz glutinoso e coma de forma regular.

Notas – As frutas e as sementes de lótus podem fortalecer as regiões internas, elevar o estado de espírito, aumentar a energia corpórea e previnir e sarar uma centena de doenças. O consumo regular de frutas e sementes de lótus fará a pessoa sentir-se leve, e retarda também o processo de envelhecimento. Portanto, as sementes e as frutas de lótus podem reprimir a fome e prolongar a vida.

Tainha (Preta ou Listrada)

Aumenta o apetite e melhora as condições dos órgãos internos; é boa para aumentar o peso.

"PEARL SAGO"

É bom para indigestão e para um estômago fraco.

"PERCH"

Tonifica o fígado e os rins e fortalece o estômago e o baço; é bom para reumatismo e edema.

FAISÃO

Tonifica as regiões internas e fortalece a energia orgânica; é bom para diarréia, urinação freqüente e diabetes.

BROTOS DE ARROZ

São benéficos para o baço e estômago; são bons para soluços e indigestão.

Notas – Os brotos de arroz são doces e quentes; eles podem promover a digestão e também tornar o estômago mais forte. Portanto, os brotos de arroz podem ser usados para tratar efetivamente os distúrbios digestivos.

Quando os brotos frescos são usados como um tônico estomacal, devem ser fritos até tornarem-se amarelados mas não tostados.

Os brotos de arroz contêm amido, proteína, gordura, amilase e vitamina B_1.

Ao contrário da maltose, a qual é principalmente usada como um digestivo auxiliar, os brotos de arroz podem fortalecer o baço e aumentar a energia corpórea.

SANGUE DE CARNEIRO OU DE CABRA

Trata hemorragia nasal, vômito de sangue, coagulação sangüínea devido a lesões externas, sangramento pelo ânus como nas hemorróidas e dor coronária.

Notas – O sangue de carneiro ou de cabra contém 16,4% de proteína, em primeiro lugar hemoglobina, com um pouco de hemocianina e globulina do soro, e uma pequena quantidade de fibrina. O sangue de carneiro ou de cabra é salgado e neutro. Pode tonificar e resfriar o sangue, esse é o porquê dele ser particularmente bom para mulheres com deficiência sangüínea, ataque e exaustão após o parto.

VAGENS (MACUNDES, VARIEDADES DE FEIJÃO-FRADINHO)

Fortalecem o baço, removem a água e toxinas do organismo, removem o calor excessivo do organismo, interrompem o sangramento e tratam diabetes.

Preparação – Um famoso herbalista Chinês no passado foi lembrado pela sua receita simples: Ferva as vagens em água e tempere-as com sal. Coma-as logo pela manhã de estômago vazio. Esta receita pode fortalecer os rins.

Alguns diabéticos estão constantemente secos com urinação freqüente. Este sintoma pode ser tratado fervendo 100 a 150g de vagens sem debulhar e comê-las uma vez ao dia.

Notas – As vagens são boas para doenças dos rins e para órgãos internos vitais, aquecendo o estômago e intestinos.

As vagens são pequenas com uma energia neutra e sabor doce; podem beneficiar a energia orgânica e promover harmonia.

PEIXE ESBRANQUIÇADO DA FAMÍLIA DO SALMÃO

Melhora o apetite, fortalece o baço e promove a digestão e a urinação.

INHAMES

Fortalecem o baço, pulmões e rins; também interrompem a diarréia e são amplamente usados para tratar enterite crônica, tosses, asma, doença renal crônica, diabetes, emissão seminal, enurese e corrimento vaginal.

Notas – Os inhames desenvolvem-se bem em temperaturas quentes e climas secos, principalmente nas regiões montanhosas no sul da China. Os Chineses chamam os inhames de "ervas em memória das montanhas", baseada numa lenda. Uma vez um exército foi derrotado pelo seu inimigo e todos os soldados escaparam para as montanhas onde nenhum alimento era viável. À beira da inanição, os soldados descobriram inhames em abundância e começaram a comê-los. A população ficou muito surpresa em vê-los vivos e bem após o final da guerra.

Os inhames podem aquecer o organismo e torná-lo mais forte. Podem também regular os pulmões e tratar tosses crônicas. Os inhames também são um auxiliar esplênico e podem interromper a diarréia. Quando uma pessoa sente-se fatigada todo o tempo, os inhames são recomendados.

12 Alimentos para Eliminar o Calor Tóxico

Os alimentos reguladores para doenças por excesso causadas pelo calor tóxico são ou frescos ou frios na natureza.

Flores de Feijão Azuqui

Reduzem o calor interno, saciam a sede, atenuam o alcoolismo e desintoxicam; são boas para malária, disenteria, diabetes, dores de cabeça devido à intoxicação, sangramento nas hemorróidas e erisipelas.

Feijões Azuqui (Feijões Vermelhos Pequenos)

Tonificam o coração e o baço, promovem o fluxo de líquidos e a urinação, saram a inchação como no edema e interrompem o vômito e a diarréia.

Notas – Os feijões azuqui especializaram-se em remover a água acumulada nas regiões inferiores do organismo. A razão para isso é que a água nas regiões inferiores é chamada de "umidade verdadeira", e os feijões azuqui podem remover isso diretamente.

Aloe Vera

Reduz o calor interno, promove movimentos intestinais, destrói vermes; é bom para constipação, supressão de menstruação, convulsão em crianças, rinite atrófica e escrófula.

Brotos de Bambu

Reduzem o calor interno, promovem a urinação, ativam a circulação sangüínea, aliviam a dor; são bons para artrite, reumatismo, nefrite e cistite.

Notas – Os brotos de bambu da primavera e os brotos de bambu do inverno estão entre os melhores.

Os brotos de bambu podem remover o catarro, assentar o intestino, desintoxicar e facilitar erupções do sarampo. Entretanto, são difíceis de digerir e podem ser bons para crianças com distúrbios digestivos.

Rizoma de Bananeira

Reduz o calor, resfria o sangue e desintoxica; é bom para asma, sangue na urina e doenças de pele.

Bananas

Lubrificam os pulmões, assentam os intestinos, atenuam o alcoolismo e diminuem a pressão sangüínea alta.

Preparação – É benéfica para pacientes com hipertensão, arteriosclerose ou coronariopatias. Coma três a cinco bananas todos os dias ou beba chá de banana regularmente. Para fazer chá de banana, esmague 50g de bananas, adicione uma quantidade igual de chá preparado e então adicione uma colher de chá de mel.

É uma prática comum entre os Chineses comer uma ou duas bananas logo pela manhã de estômago vazio, para interromper sangramento nas hemorróidas e constipação com fezes secas.

Nota – As bananas contêm 20% de carboidratos, principalmente glicose e frutose em quantidades iguais.

Vesícula Biliar de Urso

Reduz o calor interno, alivia espasmos, aguça a visão; é freqüentemente usada para tratar diarréia, membrana nos olhos, convulsões e desnutrição nas crianças e dor nos olhos.

Preparação – Para curar conjuntivite aguda e conjuntivite com inchação, misture uma vesícula biliar de urso pequena com leite (humano ou de vaca) para usar como um colírio.

A vesícula biliar de urso também é usada como um tônico estomacal e coronário e para desintoxicar e reduzir a inflamação. Isto tem muita relação com o seu frio extremo e natureza amarga.

Notas – Todas as vesículas biliares são extremamente amargas e frias; podem agir no fígado e na vesícula biliar para reduzir o calor excessivo neles.

A desnutrição nas crianças freqüentemente leva a formar membrana nos olhos, o que freqüentemente envolve o fígado, vesícula biliar e baço, com calor excessivo nesses órgãos, pelos quais a vesícula de urso pode ser um remédio efetivo.

Endiva Amarga

Reduz o calor interno, resfria o sangue e desintoxica; é boa para disenteria, icterícia, sangue na urina e hemorróidas.

Samambaia (Feto)

Reduz o calor interno, assenta os intestinos e remove o catarro.

Bardana

Reduz o calor interno e a inchação, dissipa os gases e desintoxica; é boa para tosses, gargantas irritadas e sarampo que mingua para entrar em erupção.

Menta Canforada

Promove circulação energética, interrompe a inchação e reduz a inflamação; é boa para resfriados comuns, vômito de sangue, hemorragia nasal e sangue nas fezes.

Partasana

Lubrifica a secura e resfria o sangue; é boa para diminuir a urinação e mastite.

Sementes de Aipo

São boas para espasmos e contração muscular.

Clara de Ovo de Galinha

Lubrifica os pulmões, melhora a garganta, reduz o calor interno e desintoxica; é boa para gargantas irritadas, conjuntivite, tosses, diarréia e malária.

Vesícula Biliar de Galinha

Cura visão embaçada e furúnculos na pele.

Preparação – Para curar coqueluche, misture vesícula biliar de galinha com açúcar branco: Dê uma vesícula biliar todos 3 dias para crianças abaixo de 1 ano de idade; uma vesícula biliar todos 2 dias para aquelas abaixo dos 2 anos de idade; uma vesícula biliar todo dia para aquelas com mais de 2 anos de idade. Divida em duas dosagens em cada caso para ser tomada com água quente. Alternativamente, asse a vesícula biliar e moa até tornar-se pó. Dê uma vesícula biliar todo dia para aqueles acima de 2 anos de idade.

Para curar malária quartã, consuma uma vesícula biliar de galinha 2h antes de começar; repita uma vez em dias alternados por 3 dias.

Endiva Chinesa

Reduz o calor e desintoxica; é boa para disenteria bacilar aguda e faringite aguda.

Rosa Chinesa

Promove a circulação sangüínea, regula a menstruação, reduz a inchação e desintoxica; é boa para o período de dor, lesões, inchação e dor causada pelo carbúnculo de coagulação sangüínea.

"Toon" Chinês

Expulsa o catarro, remove a água do organismo, interrompe a inchação e alivia a dor.

Notas – Os "toons" Chineses aliviam a diarréia crônica, sangue nas fezes, corrimento vaginal e emissão seminal. Este alimento possui uma natureza obstrutiva; pode retardar os movimentos nas regiões internas. Por esta razão, as pessoas com constipação devem evitá-lo.

Folhas de "Toon" Chinês

Saram a inflamação e desintoxicam; são boas para enterite e erupções na pele.

Crisântemos

Reduzem o calor interno, aguçam a visão e desintoxicam; são bons para dores de cabeça, tontura, conjuntivite e erupções na pele.

Vesícula Biliar de Vaca

Reduz o calor nas regiões internas e sacia a sede; é freqüentemente usada para tratar diarréia, sensações de secura e ardor na boca, visão embaçada e carbúnculo com inchação.

Preparação – Para tratar visão embaçada, embeba feijões-de-soja pretos em bile por 100 dias. Coma 14 feijões todo entardecer.

Para curar coqueluche, misture uma vesícula de vaca com 100g de açúcar branco. Aqueça-a sobre fogo baixo com água quente três vezes diariamente.

Para curar traqueíte crônica, tosses e asma, tome 3g de pó de bile três vezes ao dia.

Berinjela (Aubergina)

Dispersa a coagulação sangüínea, alivia a dor, promove a urinação e remove toxinas do organismo; é usada para hipertensão, eliminação de sangue pela boca e erupções na pele.

Preparação – Para tratar erupções na pele, asse uma berinjela e moa-a até tornar-se pó; misture com óleo de gergelim para aplicação externa.

Para aliviar tosses crônicas, ferva 30 a 60g de berinjela em água. Esprema-a e adicione uma colher de chá de mel; beba o suco em duas dosagens em um dia. Para sarar feridas causadas por uma centípeda e ferroadas de abelha, abra à força uma berinjela e esfregue-a sobre a região afetada. Para tratar sangue nas fezes devido a hemorróidas, as folhas de berinjela podem ser fervidas para beber como chá.

Cozinhe algumas gramas de berinjelas roxas com arroz para comer nas refeições por vários dias em um ciclo para curar hepatite do tipo ictérica.

Moa berinjelas secas até tornarem-se pó e tome $\frac{1}{4}$ de uma colher de chá do pó uma vez ao dia para sarar a inchação e promover a urinação.

Esmague berinjelas frescas e misture com vinagre; aplique a mistura externamente à região afetada para tratar dor e inchação de causa desconhecida.

Notas – A berinjela em pó pode abaixar os níveis de colesterol tanto quanto de 8 a 11%.

A berinjela pode fazer as células se manterem unidas, logo os capilares sangüíneos não romperão tão facilmente. É um bom remédio para sangramento e para acelerar o processo de cicatrização de feridas.

Vesícula Biliar de Ganso

É boa para aplicações externas para hemorróidas.

Toranjas

Melhoram o apetite, particularmente em mulheres grávidas, saram a respiração ruim devido à indigestão estomacal, aliviam a intoxicação e removem o catarro do organismo.

Preparação – Para curar tosses com catarro em abundância, remova as sementes da toranja, pique-a e embeba em vinho e lacre-a durante a noite. Então ferva até tornar-se bem macia, misture com mel e beba regularmente.

Notas – Uma reportagem indica que o suco de toranja contém um ingrediente que pode abaixar o açúcar do sangue justamente como a insulina. Uma outra reportagem indica que as toranjas contêm naringina, o qual é igualmente um agente antiinflamatório e antiespasmódico.

Folhas de Uva

São boas para edema, dificuldade de urinação, conjuntivite e inchação de carbúnculo.

"Hair Vegetable"

Reduz o calor interno, elimina a congestão, suaviza manchas consistentes, remove o catarro e purifica os intestinos; é usado para hipertensão, desnutrição, anemia, traqueíte crônica, bócio, tumores e câncer.

Nota – O "hair vegetable" é um legume silvestre que se desenvolve como um cabelo emaranhado sobre a terra; também é chamado de "legume do bigode de dragão".

Madressilva

Reduz o calor interno e desintoxica; é boa para carbúnculo, inchação da pele, escrófula e hemorróidas.

Folha Taluda de Madressilva

É boa para enterite, hepatite contagiosa e artrite.

Folhas de Beterraba (Beterrabas de Espinafre, Acelga)

Reduzem o calor interno, desintoxicam, dissolvem coagulações sangüíneas e interrompem o sangramento; são boas para o sarampo que mingua para entrar em erupção, disenteria e carbúnculo.

ALCAÇUZ

Equilibra as regiões internas, lubrifica os pulmões e desintoxica; é bom para dor abdominal, fadiga, tosses e palpitação quando o alcaçuz processado é usado; é bom para gargantas irritadas, úlceras digestivas, carbúnculo e envenenamento alimentar quando o alcaçuz cru é usado.

FLOR-DE-LIS

Lubrifica os pulmões, remove o calor, eleva o estado de espírito; é boa para tosses, tontura, insônia e dificuldade de urinação.

RIZOMA DE LÓTUS

O rizoma de lótus cozido pode fortalecer o baço, melhorar o apetite, nutrir o sangue, construir músculos e interromper a diarréia. Os rizomas de lótus frescos podem interromper o sangramento e aliviar a intoxicação.

Preparação – No caso de sangramento estomacal, esmague meia libra de rizomas de lótus frescos e misture com uma quantidade igual de suco de rabanete fresco. Beba um copo do suco duas vezes ao dia. Este remédio também pode ser usado para interromper sangramento em outras partes do corpo, tais como hemorragia nasal e sangramento de hemorróidas.

Aqui está um outro modo de usar os rizomas de lótus frescos para interromper o sangramento: Pique cinco rizomas de lótus frescos e ferva em água sobre fogo baixo com açúcar mascavo. Beba um copo do caldo duas ou três vezes diariamente para vômito de sangue, sangue nas fezes, hemorragias nasais e sangramento do útero.

Para tratar hemofilia, esmague 900g de rizomas de lótus frescos, uma pêra fresca, 450g de castanhas d'água frescas, 450g de cana-de-açúcar fresca. Beba uma pequena xícara do suco três a quatro vezes diariamente.

CAULE DE LÓTUS

Reduz o calor interno, alivia o calor de verão e desintoxica; é bom para insolação, diarréia, peito congestionado e dificuldade de urinação.

RAÍZES DE MALVA

Reduzem o calor interno, desintoxicam e promovem a urinação; são boas para a diabetes, dor com urinação diminuída, escassez de secreção de leite nas mães que estão amamentando e corrimento vaginal.

"MOTHER CHRYSANTHEMUMS"

Reduzem o calor interno e desintoxicam; são boas para carbúnculo, conjuntivite, escrófula e eczema.

PÓ DE "MUNG BEAN"

Reduz o calor interno e desintoxica; é bom para carbúnculo, doenças de pele e alcoolismo.

BROTOS DE "MUNG BEAN"

São bons para o alcoolismo.

"MUNG BEANS"

São bons para doenças de pele, catapora, diabetes, disenteria, enterite, diarréia e vômito; reduzem a pressão sangüínea, curam inflamações e aguçam a visão.

Preparação – Uma receita de cura alimentar chamada "três bebidas de feijão" usa "mung beans", feijões azuqui e feijões-de-soja pretos com uma xícara de cada. Fervidos com 60g de alcaçuz até que todos os feijões estejam extremamente macios; é bom para pacientes com doenças de pele ou catapora.

Na medicina popular Chinesa, os "mung beans" secos são espremidos dentro de uma fronha para reduzir a pressão sangüínea, curar a inflamação dos olhos e aguçar a visão. Isto é chamado de travesseiro de "mung bean".

Para aliviar a dor com dificuldade de urinação nos idosos, ferva meia libra de "mung beans" com 60g de casca de laranja seca, adicione 40g de sementes de gergelim e beba de estômago vazio.

Para tratar diabetes, ferva "mung beans" em água e beba nas refeições de forma regular. Alternativamente, ferva 60g de "mung beans" e adicione alguns repolhos Chineses quando os feijões estiverem quase cozidos; então ferva novamente por mais 20min. Beba o caldo uma a duas vezes diariamente.

Para curar disenteria e enterite, embeba o pó de "mung bean" em um copo de bile de porco. Tome 1g de cada vez, gradualmente reduzindo em quantidade, três vezes diariamente. Alternativamente, use os macarrões de "mung bean" e misture com bile de porco e depois prepare-os em tabletes no tamanho de um "mung bean". Tome 6 a 9g três vezes diariamente. Esta receita também é boa para vômito e diarréia ao mesmo tempo.

FOLHAS DE ORQUÍDEAS

Reduzem o calor interno, resfriam o sangue, regulam a energia e promovem o fluxo da água; são boas para tosses, tuberculose pulmonar, vômito de sangue, eliminação de sangue pela boca e corrimento vaginal.

CASCAS DE PÊRA

Reduzem o calor no coração, lubrificam os pulmões e produzem líquidos; são boas para o calor do verão, tosses, vômito de sangue e furúnculos na pele.

MADREPÉROLA

Acalma o estado de espírito, nutre a energia *Yin* no organismo, reduz o calor interno e aguça a visão; é boa para palpitações, nervosidade e gargantas irritadas.

HORTELÃ-PIMENTA

Reduz o calor e desintoxica; é boa para resfriados comuns, dores de cabeça, gargantas irritadas, dores de dente e gases estomacais.

CÉREBRO DE PORCO

É efetivo para tontura, barulhos na cabeça e ulceração produzida pelo frio; produz medula óssea, reduz a fadiga e a fraqueza, trata neurastenia e alivia enxaquecas.

Preparação – Para curar tontura e barulho na cabeça, lave o cérebro de porco e ferva por 30min. Coma quente, uma vez ao dia, por 7 dias.

Para curar uma garganta irritada, vaporize um cérebro de porco, tempere com gengibre e vinagre e coma nas refeições.

VESÍCULA BILIAR DE PORCO

Cura inchações, alivia a dor, age contra efeitos tóxicos, remove a umidade do organismo, desobstrui o coração, resfria o fígado, aguça a visão e induz movimentos intestinais.

Preparação – Para curar hepatite e diarréia, extraia a bile de uma vesícula biliar de porco, e então ferva ou vaporize-a com 40g de mel.

Para curar icterícia, extraia a bile de uma vesícula biliar de um porco e beba com água quente.

Para tratar coqueluche, tome 0,3g de pó de vesícula biliar de porco duas a três vezes diariamente. Para preparar o pó da vesícula biliar de porco, asse a bile e moa até tornar-se pó; então misture 220g de pó de bile com uma quantidade igual de amido e 500g de açúcar branco.

Para curar hipertensão, misture 130g de bile com 65g de pó de "mung bean" e moa até tornar-se pó. Tome 6g do pó duas vezes diariamente. Ou, comprima feijões-de-soja pretos para o interior de uma vesícula de porco até que esta esteja cheia. Vaporize-a até estar cozida e seque-a ao sol. Tome 20 a 30 feijões duas vezes diariamente.

Para aliviar dores de estômago, ferva uma vesícula de porco com 35g de vinagre de arroz sobre fogo baixo até que ela se torne tão concentrada quanto um creme. Tome uma colher de chá duas vezes diariamente.

Ovos de Pata em Conserva

Acalmam o calor interno, agem contra a intoxicação, eliminam a inflamação no intestino grosso e curam a diarréia.

Preparação – Para curar hipertensão, barulho nos ouvidos e tontura, cozinhe um ovo de pata em conserva com pó de mexilhão e coma nas refeições de forma regular.

Nota – Os ovos de pata em conserva estão facilmente disponíveis nos armazéns chineses. São normalmente conservados em limão e sal.

Amaranto Picante (Amaranto, Várias Espécies de Quenopodiáceas)

Reduz o calor interno, remove a umidade, desintoxica e reduz a inchação; é bom para disenteria, sangue nas fezes, edema, cálculos biliares, hemorróidas, gargantas irritadas e mordidas de cobra.

Beldroega

Reduz o calor interno, remove toxinas do organismo, promove o fluxo de água e a remove do organismo, cura a inchação, interrompe o sangramento; é usada para tratar enterite aguda, disenteria, doença pulmonar, dor nos mamilos, sangramento do útero após o parto, sangramento de hemorróidas e nefrite com edema.

Preparação – Para curar disenteria bacilar, extraia o suco de beldroega fresca, adicione uma quantidade igual de mel e beba com água quente. Ou, esmague 60 a 120g de beldroega fresca e um dente de alho. Tome a mistura com água três vezes diariamente. Esta receita também é boa para tuberculose pulmonar.

Para curar uretrite, ferva 60g de beldroega com 6g de alcaçuz sobre fogo baixo. Coe e beba o caldo uma vez ao dia.

Para curar icterícia e gengivite, ferva 70 a 140g de beldroega fresca em água e coma nas refeições.

Para curar tuberculose renal, esmague 1kg de beldroega fresca e embeba-a em 800g de vinho de arroz por 3 dias. Peneire e beba 10g do suco antes das refeições.

"RAMBUTAN"

É bom para diarréia aguda e sensações de frio no abdômen.

Nota – As sementes de "rambutan" contêm 36,26% de óleo; a córtex contém 11,2% de tanino; a casca da fruta contém 23,65% de tanino.

ALFACE ROMANA

Desintoxica e sacia a sede.

AZEITONAS RUSSAS (OLEASTRO)

São boas para diarréia, dores de estômago e tosses.

Nota – As azeitonas russas contêm 43 a 59% de açúcar, da qual 20% é frutose. Podem ser usadas como um tônico e como um sedativo.

FRUTAS DE AÇAFROA

Promovem a circulação sangüínea e a desintoxicação; são boas para dor abdominal nas mulheres devido à coagulação sangüínea e para o sarampo que mingua para entrar em erupção.

SAL

Reduz o calor interno, desintoxica, resfria o sangue, lubrifica a secura, tonifica os rins, promove a urinação, alivia o vômito e cura inflamações.

Preparação – Para curar sede constante e urinação freqüente, ferva duas fatias de gengibre fresco, 4,5g de sal e 6g de chá verde, e beba.

Notas – Existe um provérbio Chinês que lista sete coisas essenciais para se comer todos os dias: estímulo, arroz, óleo, sal, molho de soja, vinagre e chá. Isto deve lhe fornecer alguma idéia sobre a importância do sal na vida dos Chineses.

Um herbalista Chinês no século XVI disse: "O sal pode ser usado para tratar centenas de doenças. O sal pode ser usado para tratar doença renal, porque irá direcionar outros ingredientes para agir nos rins. O sal pode ser usado para tratar doença cardíaca, porque pode tonificar o coração. O sal pode ser usado para eliminar a congestão interna, porque pode suavizar as manchas consistentes. O sal pode ser usado para tratar doenças de pele como o carbúnculo e furúnculos e também doenças oculares. O sal pode ser usado para tratar doenças quentes, porque é frio. Pode lubrificar os intestinos para aliviar a constipação e reter água para reprimir a urinação freqüente. O sal pode ser usado para tratar doenças ósseas e dentárias, porque os rins são responsáveis pelos ossos e dentes."

Isto pode parecer contrário às crenças Ocidentais de que em muitas doenças os pacientes devem evitar o sal, tais como a hipertensão e o edema. A questão resume-se na quantidade de sal usado.

Vesícula Biliar de Cabra ou Carneiro

Reduz a queimação nas regiões internas, cura conjuntivite, glaucoma, membrana nos olhos, vômito de sangue, gargantas irritadas, icterícia, constipação, carbúnculo, doença no esôfago e asma.

Preparação – Para curar asma, misture 100g de bile com 250g de mel, e vaporize por 2h. Tome uma colher de chá duas vezes ao dia. Ou, asse a vesícula biliar e moa até tornar-se pó. Tome 1g do pó três vezes ao dia. Esta receita é igualmente boa para tuberculose pulmonar.

Notas – O principal uso da vesícula biliar de carneiro ou de cabra é o de aguçar a visão. Os olhos são a saída do fígado; uma redução na bile causará visão embaçada. Os olhos são os símbolos externos do fígado. É a essência da vesícula biliar, esse é o porquê da vesícula biliar de vários animais ser benéfica para os olhos.

Pasta de Feijão-de-Soja

Reduz o calor interno, age contra o envenenamento alimentar, alivia as picadas de cobra e ferroadas de abelhas.

Preparação – Para curar sangramento vaginal durante a gravidez, consuma 300g de pasta de feijão-de-soja. Asse os feijões e moa até tornarem-se pó. Tome com vinho, três vezes diariamente.

Para aliviar dor causada por picadas de cobra e ferroadas de abelhas, aplique pasta de feijões-de-soja externamente à região afetada.

Nota – Na linguagem Chinesa, a pasta de feijão-de-soja é chamada de "o general", querendo dizer que ele controla todos os envenenamentos alimentares do mesmo modo que um general controla os seus soldados.

Planta de Morango

Alivia as tosses, reduz o calor interno e desintoxica; é boa para coqueluche e estomatite.

Manjericão Doce

Promove a circulação energética, remove a umidade, auxilia a digestão, melhora a circulação sangüínea e desintoxica; é bom para dores de cabeça, dores de estômago, diarréia, menstruação irregular, lesões, eczema e pele pruriente.

Casca de Tangerina

Remove a umidade, aquece as regiões internas, dispersa a congestão energética e regula o fluxo energético.

Preparação – Para tratar um estômago frio com vômito, ferva 120g de casca de tangerina seca, 40g de gengibre fresco e 7g de freixo picante em 4 xícaras de água até que esta seja reduzida à metade. Coe e beba o caldo.

Notas – A casca de tangerina possui duas camadas: a camada externa vermelha e a camada interna branca, a qual também possui nervuras internas. A casca pode ser usada junto ou separadamente com funções diferentes.

A camada externa vermelha é picante e pode deslocar-se rapidamente e dispersar congestão energética e empurrá-la para baixo. Para remover o catarro do organismo, é necessário regular a energia no organismo.

Por outro lado, a camada interna branca pode harmonizar o estômago e eliminar a gordura do organismo. O valor medicinal da camada interna branca é bem menor do que o da camada externa vermelha.

Uma outra camada de casca mais profunda do que a camada interna branca é chamada de nervuras internas, a qual contém vitamina P. Possui um sabor amargo e doce e uma energia neutra. Pode remover catarro, regular a energia no organismo e eliminar a congestão. As nervuras internas podem ser secas e usadas para fazer chá para tuberculose dos pulmões, tosses, catarro, tosse expelindo sangue e calor úmido no organismo.

CHÁ DE MELÕES

Promove a urinação e desintoxicação; é bom para sede, urinação diminuída e alcoolismo.

ÓLEO DE CHÁ

Reduz o calor interno, remove a umidade, destrói os vermes e desintoxica; é bom para dor abdominal, obstrução intestinal aguda com nematódeos, *tinea* e queimaduras.

13 *Alimentos para Eliminar o Calor Úmido*

As doenças por excesso associadas com ambas umidade e calor são tratadas com esses alimentos reguladores.

Raízes de Alfafa

Reduzem o calor interno, removem a umidade e promovem a urinação; são boas para icterícia, cálculos urinários e cegueira noturna.

Raízes de Gramadeira

Reduzem a umidade e o calor nas regiões internas; são boas para icterícia, corrimento vaginal, diarréia, dor abdominal e eczema.

Trigo-Sarraceno

Move a energia para baixo, dilata os intestinos, reprime a preguiça, elimina o calor interno, alivia a inchação e a dor, sara o corrimento vaginal e interrompe a diarréia.

Preparação – Para curar a dor nos intestinos com diarréia: frite 6g de trigo sem óleo, adicione uma colher de chá de açúcar mascavo e uma xícara de água. Beba quente. Para curar dor abdominal com diarréia: coma trigo-sarraceno ou macarrões de trigo-sarraceno por 4 dias.

Para curar erisipelas de pele e furúnculo nas crianças, misture pó de trigo-sarraceno com vinagre para aplicação externa na região afetada. Troque a bandagem duas vezes ao dia.

Os caules e as folhas de trigo-sarraceno contêm grandes quantidades de rutina, a qual pode prevenir hemorragia cerebral causada pela hipertensão. Externamente, as folhas e os caules de trigo-sarraceno podem ser esmagados para aplicação em feridas para interromper o sangramento.

Púrpura e sangramento pelos olhos podem ser tratados com uma receita simples: Ferva 60g de caules e folhas de trigo-sarraceno e beba como chá.

Receptáculo do Cálice de Cantalupo

Induz ao vômito, reduz a icterícia, trata de hepatite do tipo ictérica aguda.

Preparação – Já que o receptáculo do cálice de cantalupo pode induzir o vômito, é usado para envenenamento alimentar. Para tratar envenenamento alimentar, moa 1g de receptáculo do cálice de cantalupo e 3g de feijões azuqui em pó. Tome o pó com água tudo de uma vez.

Para tratar hepatite do tipo ictérica, asse e moa até tornar-se pó. Tome 0,1g do pó com água de uma vez por 7 a 10 dias. Ao mesmo tempo, aspire a mesma quantidade do pó pelo nariz depois do café da manhã uma vez a cada 40min por pouco tempo. Isto pode causar uma eliminação de água amarelada pelo nariz, a qual deve desaparecer.

Notas – Em uma experiência, a solução do receptáculo do cálice de cantalupo foi injetada em 103 casos de pacientes sofrendo de hepatite do tipo ictérica aguda. Os resultados mostraram uma completa recuperação dentro de 10 dias em 46,6% e recuperação completa dentro de 15 dias em 92,2%.

Raízes de Aipo

Para aliviar o vômito, ferva 10g de raízes de aipo frescas com 15g de alcaçuz. Quebre um ovo de galinha no caldo quando estiver fervendo, e beba como sopa.

Repolho Chinês

Reduz o calor interno, regula o estômago e os intestinos, alivia o peito congestionado, age contra a intoxicação, promove a digestão, equilibra os órgãos internos, promove a urinação e os movimentos intestinais.

Notas – O repolho Chinês é chamado de "grande legume branco" na linguagem Chinesa. Um estudo recente indicou que algumas sementes desenterradas datavam de 6.000 a 7.000 anos.

Um consumo regular de repolho Chinês pode prevenir escorbuto devido à presença de vitamina C em grandes quantidades. Uma reportagem indicou que o repolho Chinês pode reduzir as quantidades de nitrosamina (considerada como um agente indutor de câncer) nas carnes.

FOLHAS DE CIDREIRA

São boas para icterícia.

CASCAS DE COCO

São boas para dor nos ossos.

CARPA COMUM

Promove a urinação, reduz a inchação, protege o feto, promove a secreção de leite nas mães que estão amamentando, remove o calor interno e desintoxica, suprime as tosses e alivia os soluços.

Preparação – Para curar edema, cozinhe uma carpa comum grande com vinagre ou com feijões azuqui, e coma nas refeições.

Para promover a secreção de leite nas mães que estão amamentando, asse uma carpa comum e moa até tornar-se pó. Tome 4g do pó com meio copo de vinho uma vez ao dia.

Para promover a urinação e reduzir a inchação, prepare 450g de carpa comum. Lave-a para limpar e coloque-a em uma panela com uma quantidade igual de feijões azuqui. Adicione água para ferver até que a carpa se torne bem macia. Corte fora a cabeça; remova as escamas, ossos e os órgãos internos. Coma o peixe e os feijões e beba o caldo sem sal. Esta receita é igualmente boa para cirrose porta e ascite.

BARBAS DE MILHO

Promovem a urinação, reduzem o calor interno, acalmam o fígado, beneficiam a vesícula biliar; são boas para nefrite, edema, beribéri, hepatite do tipo ictérica, hipertensão, cálculos biliares, diabetes, vômito de sangue e hemorragias nasais.

"CUCUMBER VINE" (CAULE)

É bom para epilepsia e hipertensão.

Hemerocales

Reduzem o calor interno, promovem a urinação, nutrem o sangue, regulam o fígado, promovem a secreção de leite nas mães que estão amamentando.

Na província de Fukien na China, as raízes frescas de hemerocales são usadas para tratar artrite com bons resultados; nas províncias de Jiangsu e Anwei, as mesmas raízes são usadas para prevenir esquistossomíase também com bons resultados.

Preparação – Para interromper hemorróidas sangrantes, ferva 30g de hemerocales frescas em água. Coe-as, adicione uma colher de chá de açúcar mascavo e beba 1h antes do café da manhã por 5 dias.

Para tratar caxumba com as raízes de hemerocales, ferva 60g de raízes com 10g de açúcar em pedra. Coe-as e beba o caldo nas refeições diariamente por uma semana.

Brotos de Feijão-de-Soja Pretos e Secos

São bons para edema, urinação diminuída e dor nos ossos.

Cálice de Berinjela

É bom para eliminação de sangue pelo ânus, cancro de boca e dores de dente.

Folhas de Figueira

São boas para hemorróidas, dor coronária e inchação dolorosa.

Caules de Arroz Glutinoso

São bons para hepatite.

"Hawthorn Fruits"

Dissolvem a coagulação sangüínea, promovem a digestão, removem o catarro do organismo, desintoxicam as regiões internas, promovem a circulação sangüínea, elevam o estado de espírito, reduzem o calor no estômago, promovem a vivacidade e previnem a insolação.

Notas – As "hawthorn fruits" contêm 89mg de vitamina C por 100g. Também contêm abundância em cálcio (85mg por 100g), o qual é bom para mulheres grávidas.

Quando alguém sofre de indigestão devido a um baço fraco, ou quando alguém desenvolve congestão torácica e inchação abdominal, é sensato comer duas a três "hawthorn fruits" como um remédio.

A "hawthorn fruit" é usada como uma erva Chinesa para indigestão. De acordo com as estatísticas compiladas por uma organização em Beijing, 49 remédios Chineses patenteados contêm "hawthorn fruit" como seus ingredientes principais.

AZEITONAS

Agem contra o envenenamento por peixe e suavizam o alcoolismo.

Preparação – Os pescadores Chineses na costa ainda possuem o hábito de cozinhar baiacu com azeitonas. Além disso, o miolo da semente de azeitona pode curar indigestão e ajudar a dissolver as espinhas de peixe depois de comê-lo. O miolo da semente de azeitona pode ser preparado em pó para curar sangue nas fezes e urina.

Uma receita Chinesa tradicional para gripe e difteria é: ferver cinco azeitonas com 150g de rabanete fresco em água. Beba como uma sopa nas refeições.

Para curar gastroenterite aguda, moa 9 a 15g de azeitonas em conserva até tornarem-se pó. Tome-o com água.

Para aliviar o envenenamento por cogumelo, esmague 100g de azeitonas frescas para produzir um suco. Beba tudo de uma vez.

BANANAS DE SÃO-TOMÉ

Promovem o fluxo de água, reduzem o calor interno, aguçam a visão e removem o catarro; são boas para dificuldade de urinação, sangue na urina, edema, icterícia, diarréia, hemorragias nasais, conjuntivite, gargantas irritadas e tosses.

RAÍZES DE ABÓBORA-MORANGA

Reduzem a umidade e o calor; são boas para icterícia.

CARACÓIS DE RIO

Reduzem o calor interno, promovem a urinação, agem contra o alcoolismo e aliviam a dor nos olhos.

Notas – Os caracóis de rio cozidos podem promover movimentos intestinais, remover calor acumulado no abdômen, tratar olhos amarelados, suavizar a beribéri e reduzir o edema nas mãos e nos pés. O suco extraído de caracóis de rio frescos pode auxiliar na diabetes; a sua carne pode ser esmagada para aplicações externas para curar carbúnculo devido ao calor.

Carapaças

Reduzem o calor interno, promovem a urinação; são boas para edema, dor ao urinar, sangue na urina, dificuldade de urinação e membranas nos olhos.

Óleo de Feijão-de-Soja (Molho de Feijão-de-Soja)

Aumenta o apetite e promove a digestão.

Preparação – Para sarar a dor e a inchação nos dedos, misture óleo de feijão-de-soja com mel. Aqueça-o e embeba a região afetada na mistura.

Para sarar queimaduras, aplique o óleo de feijão-de-soja na região afetada para aliviar prontamente a dor.

Para tratar ferroadas de abelhas e picadas de insetos, aplique o óleo de feijão-de-soja na região afetada.

Flores de Abóbora

Reduzem o calor e a umidade e saram a inchação; são boas para icterícia, disenteria, tosses, carbúnculo e inchação.

Raízes de Abóbora

Reduzem o calor e a umidade e promovem a secreção de leite nas mães que estão amamentando; são boas para dificuldade de urinação, inchação, icterícia e disenteria.

Disco ou Receptáculo de Girassol

É bom para hipertensão, dores de cabeça, artrite, visão embaçada e dores de dente.

Arbusto de Trigo

É bom para icterícia e alcoolismo.

14 *Alimentos para Eliminar o Catarro*

A presença de catarro no organismo é responsável por muitas doenças por excesso. O catarro pode ser eliminado comendo os seguintes alimentos reguladores.

Brotos de Feijão Azuqui

São bons para sangue nas fezes e sangramento durante a gravidez.

Amêndoas

Lubrificam os pulmões, suprimem as tosses, removem o catarro e equilibram a energia.

Cascas de Maçã

São boas para estômagos desarranjados e catarro.

Assa-fétida

Elimina a indigestão e destrói os vermes; é boa para dor abdominal fria, malária e disenteria.

Aspargos

Tratam de hipertensão, coronariopatia e câncer, lubrificam os pulmões, suprimem as tosses, removem o catarro, destroem os vermes, promovem a urinação e reduzem a pressão sangüínea.

Flores de Azaléa

Regulam a menstruação e aliviam o reumatismo.

Óleo Líquido de Bambu

Reduz o calor interno, remove o catarro, acalma o estado de espírito; é bom para epilepsia, sede e transpiração excessiva.

Bebida de Feijão

Aumenta a energia corpórea, reduz o calor no organismo, remove o catarro, promove a urinação e alivia o envenenamento alimentar.

Preparação – Para aliviar o corrimento vaginal esbranquiçado nas mulheres, esmague 10 miolos de noz-do-Japão e coloque num copo de bebida de feijão. Vaporize e beba como chá.

Para aliviar o sangamento vaginal, misture um copo de bebida de feijão com meio copo de suco de cebolinho. Beba-o de estômago vazio.

Para aliviar a toxemia aguda da gravidez, misture 2.000mL de bebida de feijão com 120g de açúcar. Divida em seis dosagens em um dia para 2 a 4 dias. Mude para uma dieta sem sal no quinto dia; no sexto dia, coma alguma fruta e pó de raiz de lótus para reprimir a fome. Esta cura alimentar também pode reduzir edema e abaixar a pressão sangüínea.

Para curar úlceras pépticas, misture um copo de bebida de feijão com 20g de maltose. Leve até a fervura e beba logo pela manhã de estômago vazio.

Sementes de Damasco Amargo

Removem o catarro do organismo, suprimem as tosses, lubrificam os intestinos; são usadas para tratar asma e constipação.

Preparação – Para tratar traqueíte, faça um buraco em uma pêra, coloque 9g de sementes de damasco esmagadas (amargo ou doce) dentro dela, e lacre-a. Ferva em água, então beba o caldo e coma o conteúdo. Alternativamente, esmague sementes de damasco amargo e misture com uma quantidade igual de açúcar em pedra para fazer doce de damasco. Coma 9g de doce de damasco duas vezes diariamente, pela manhã e ao entardecer, por 10 dias.

Para tratar dores de estômago, esmague cinco sementes de damasco, sete pimentas-do-reino e sete tâmaras vermelhas. Prepare-as em tabletes e tome com vinho de arroz.

Notas – As sementes de damasco amargo têm sabor azedo com uma energia quente e levemente tóxica. Um consumo excessivo é nocivo aos tendões e ossos. As sementes contêm ácido cianídrico, o qual é venenoso; o consumo de 10 a 20 sementes nas crianças e 40 a 60 sementes nos adultos causará envenenamento, tontura, dores de cabeça, náusea, fadiga, vômito, dor abdominal e diarréia.

Por esta razão, as sementes de damasco doce têm sido fabricadas em muitas formas alimentares sem perigo, incluindo biscoitos, chá e suco. As sementes de damasco doce, como o amargo, também são tóxicas. São maiores do que as do damasco amargo com ações diferentes, porque elas podem lubrificar os pulmões, suprimir a tosse e acalmar os intestinos.

Pimenta-do-Reino

Melhora o apetite, aquece o estômago, suaviza o resfriado comum e interrompe a dor abdominal.

Preparação – No início de um resfriado comum, com congestão nasal e espirro, cozinhe macarrão com gengibre e cebola e tempere com pimenta-do-reino. O macarrão deve ser cozido até ficar bem macio. O gengibre fresco e a cebola verde devem ser fritos com óleo antes de adicioná-los ao macarrão.

Cabaceiro (Cabaceiro do Outono)

Promove a urinação e alivia a dor; é bom para icterícia e edema.

Aipo

Reduz a pressão sangüínea, promove a urinação, resfria o sangue e interrompe o sangramento; é bom para hipertensão, dores de cabeça, menstruação irregular e corrimento vaginal.

Preparação – Para curar hipertensão, esmague o aipo para produzir um suco, adicione um pouco de açúcar, então beba-o como chá. Ou, ferva as raízes de aipo e beba como chá. Ou, ferva 450g de aipo com 90g de abóbora amarga em água e coma nas refeições.

Para interromper a menstruação prematura, ferva 450g de aipo seco em 2 xícaras de água sobre fogo baixo até que esta seja reduzida a uma xícara. Beba regularmente.

Notas – Existem dois tipos de aipo: o aipo de ribanceira e o aipo de terra firme. O aipo possui um cheiro aromático que pode promover o apetite devido à presença do óleo essencial e o "butyl phthalide".

Uma experiência indicou que o aipo pode reduzir a hipertensão e o nível de colesterol no sangue. Uma outra experiência mostrou o efeito do aipo no tratamento de quilúria (glóbulos adiposos ou "quilo" na urina). Entre os cinco casos de quilúria tratados com extrato de aipo, cinco casos mostraram recuperação em 3 a 7 dias.

Cidras

Fortalecem o estômago, curam indigestão, aliviam peito congestionado, removem catarro do organismo, interrompem o vômito; são usadas para curar gastrite crônica e dores de estômago nervosas.

Preparação – Para curar tosses com catarro, embeba cidras em vinho e beba de forma regular. Para tratar bronquite crônica, pique uma a duas cidras, coloque-as numa vasilha, adicione uma quantidade igual de maltose e vaporize por 2h, ou até que as cidras estejam bem macias. Tome uma colher de chá duas vezes diariamente para remover o catarro, suprimir a tosse e interromper a palpitação.

Para curar dores de estômago, peito congestionado e indigestão, asse uma ou mais cidras (aproximadamente 35g) e moa até tornarem-se pó. Adicione freixo picante e erva-doce, 12g de cada, e então moa os três ingredientes até tornarem-se pó novamente, e misture cuidadosamente. Tome 4g com água duas vezes diariamente.

Para curar dor no fígado e dores de estômago (incluindo gastrite crônica), ferva 12 a 15g de cidra fresca (ou 6g de cidra seca) e beba como chá.

Notas – Uma cidra é como uma laranja; a sua casca é aromática. A característica mais nítida da cidra consiste no seu aroma, esse é o porquê dos Chineses chamarem-na de "laranja aromática", porque a sua casca contém óleo essencial em abundância.

Ainda que a cidra seja aromática, ela possui um sabor extremamente azedo quando consumida fresca; por esta razão, os Chineses freqüentemente conservam-na com mel e açúcar. Quando consumida, ela pode regular o fluxo energético no organismo e dispersar a congestão.

Gomos de Cogumelos Comuns

Regulam a energia corpórea e removem o catarro do organismo; são bons para o estômago e os intestinos, sarampo, hepatite contagiosa, tosses e soluços.

Notas – De acordo com uma reportagem, um extrato de polissacarídeo de gomos de cogumelos comuns desenvolvidos artificialmente pode ser usado para tratar leucocitopenia e hepatite contagiosa. Algumas espécies silvestres foram descobertas por conter agentes anticancerígenos. Além disso, os gomos de cogumelos comuns podem também inibir o desenvolvimento de bactérias e reduzir o nível de açúcar no sangue.

Raízes de Berinjela

São boas para diarréia crônica com sangue nas fezes, beribéri, dores de dente, ulcerações causadas pelo frio, dor reumática e hemorróidas.

Preparação – Para curar diarréia crônica, asse raízes de berinjela e cascas de romã e moa até tornarem-se pó. Misture os dois ingredientes em quantidades iguais e tome uma colher de chá de pó com açúcar branco em água duas vezes diariamente.

Notas – As raízes de berinjela podem promover circulação de energia hepática. Pode também ser usada para lavar a pele para interromper prurido, particularmente nas genitálias femininas.

Uma experiência indicou que entre os 68 casos de traqueíte crônica tratados com xarope de raízes de berinjela por 30 dias, os sintomas foram reduzidos em 22 casos e houveram bons resultados em 21 casos, melhora em 19 casos e nenhum resultado em 6 casos. Os melhores resultados foram alcançados na expulsão do catarro, seguido pela interrupção da asma.

"Epiphyllum"

Reduz o calor no pulmões, interrompe as tosses e remove o catarro; é bom para dores de estômago, dor coronária e vômito de sangue, particularmente em tuberculose pulmonar.

"Fingered Citrons" (Mãos de Buda)

É bom para dores de estômago, vômito e alcoolismo.

Nogueira-do-Japão Fresca

Remove o catarro e sara erupções de pele.

Cascas de Toranja

Removem o catarro, promovem a digestão e equilibram a energia; são boas para peito congestionado, tosses, asma e hérnias.

Medusa

Reduz o calor interno, abaixa a pressão sangüínea, remove o catarro, elimina a congestão interna, lubrifica os intestinos e protege o feto; é boa para asma, dor no peito, inchação abdominal, constipação, corrimento vaginal, desnutrição e icterícia.

Preparação – Para tratar traqueíte crônica, asse 40g de medusa, 6g de carapaça de ostra e 6g de carapaça de moluscos bivalves; então moa-os até tornarem-se pó. Adicione 3g de mel e misture o pó e prepare em tabletes. Divida em três dosagens para tomar após as refeições em um dia por 10 dias.

Para tratar abscesso pulmonar, bronquiectasia e tosses com catarro, prepare 150g de medusa e tire o sal lavando-a com água fervendo. Pique uma quantidade igual de castanhas d'água ou cenoura; então ferva-as em 3 xícaras de água e beba como uma sopa nas refeições.

Para tratar hipertensão, prepare 150g de medusa e tire o sal lavando-a com água fervendo. Pique 400g de castanha d'água com casca e ferva-as em água até que esta seja reduzida à metade. Beba quente de estômago vazio.

Para curar úlceras, ferva a medusa, tâmaras vermelhas e açúcar mascavo juntos sobre fogo baixo até que se tornem um caldo grosso. Tome uma colher de chá duas vezes diariamente.

Notas – A medusa consiste em duas partes: o corpo parecido com um guarda-chuva, o qual é chamado de pele da medusa, e a boca ou pescoço, o qual é chamado de cabeça da medusa. Depois de uma medusa ser capturada, ela é embebida em solução de cal ou alume; então a sua água é extraída, depois disso ela é lavada e conservada com sal. Antes de cozinhar a medusa, o seu cal, alume e sal devem ser tirados ao lavar com água limpa.

Pele de Medusa

Remove o catarro, elimina a congestão interna, remove a umidade do organismo e age contra o reumatismo. É freqüentemente usada para dores de cabeça, corrimento vaginal e erupções na pele.

Preparação – Para tratar congestão interna com manchas fortes, embeba a pele de medusa e as castanhas d'água em vinho. Coma nas refeições ou ferva para sopa.

A pele de medusa pode ser fervida ou embebida em vinho ou temperada com gengibre e vinagre.

Folhas de Couve-Rábano

São boas para indigestão; removem o catarro.

Bolo de "Kumquat"

É bom para sangue nas fezes.

"Laver"

Remove o catarro do organismo, abranda a inchação forte no organismo, reduz o calor interno, promove a urinação, fortalece os rins e nutre o coração.

Notas – Existem muitos tipos de "laver", mas todos eles possuem efeitos similares. Uma reportagem indicou que o "laver" pode abaixar os níveis de colesterol no sangue.

Quando alguém sofre de bócio e beribéri, é sensato comer "laver". Quando alguém possui uma garganta irritada, beba caldo de "laver" para curá-la. O "laver" também tem sido enfatizado por ser efetivo para curar hipertensão.

Mostarda Marrom Folhosa

Expulsa o catarro, dispersa coagulações e alivia a dor; estimula a pele e expande os capilares sangüíneos, esse é o porquê dela ser freqüentemente usada como um estimulante de membrana mucosa.

Preparação – Para curar dificuldade de urinação, ferva a mostarda marrom folhosa fresca e beba como chá. Para curar bronquite crônica, frite 7g de sementes de mostarda marrom folhosa e 10g de sementes de rabanete sem óleo, ferva-os sobre fogo baixo com 7g de casca de laranja e 7g de alcaçuz. Coe e beba como chá.

Notas – As sementes de mostarda marrom folhosa parecem roxas e possuem sabor pungente; podem ser preparadas em pó para produzir uma pasta para ir às refeições.

O consumo regular de mostarda marrom folhosa pode produzir calor interno excessivo; já que ela possui um sabor pungente, pode gastar energia corpórea e causar visão embaçada e hemorróidas.

Folhas de Limão

Removem o catarro, regulam a energia corpórea, melhoram o apetite; são boas para tosses, asma, inchação abdominal e diarréia.

Cascas de Limão

Dispersam a congestão, fortalecem o estômago e aliviam a dor; são boas para dor abdominal e apetite pobre.

Lagosta (Camarões Grandes Comestíveis do Mar)

Tonifica os rins, aumenta a potência sexual nos homens, melhora o apetite e remove o catarro; é boa para hemiplegia, dores nos ossos e impotência.

Frutas da Longevidade (Frutas Momordica)

Suprimem as tosses, aliviam a asma, reduzem o calor no organismo e lubrificam os intestinos.

Preparação – Para suprimir as tosses com catarro e constipação, ferva as frutas da longevidade com carne de porco em água e coma nas refeições. Para curar faringolaringite, pique uma fruta da longevidade em fatias finas e faça um chá. Para curar coqueluche, ferva uma fruta da longevidade com 15g de bolo de caqui em água e beba como um caldo.

Notas – As frutas da longevidade possuem um sabor 300 vezes mais doce do que o açúcar e são consideradas boas para os diabéticos. Nos últimos anos, muitas reportagens indicaram que esta fruta contém um agente anticancerígeno.

Quando um cantor está com problema de garganta, um médico Chinês recomendará as frutas da longevidade como um remédio. De fato, as frutas da longevidade podem ser consumidas para tratar muitas doenças, incluindo resfriados comuns, tosses com eliminação de catarro, constipação, faringite e traqueíte crônicas.

Flores de Loquat

São boas para resfriados comuns, tosses e sangue no catarro.

Folhas de Loquat

Reduzem o calor nos pulmões, assentam o estômago e removem o catarro; são boas para tosses com eliminação de catarro, eliminação de sangue pela boca e hemorragias nasais.

Sementes de Loquat

Reduzem o catarro, aliviam as tosses, relaxam o fígado e regulam a energia corpórea; são boas para hérnia, edema e escrófula.

Sementes de Mostarda

Aquecem as regiões internas, dispersam o resfriado e removem o catarro; são boas para vômito, dor abdominal, tosses e gargantas irritadas.

Raízes de Rabanete Seco Envelhecido

Expandem os pulmões, removem o catarro, promovem a digestão e removem a água; são boas para tosse com catarro, congestão do peito e dor abdominal.

Cebolas

Aumentam a urinação e expelem o catarro; são boas para dificuldade de urinação e tosses em resfriados comuns.

Notas – As cebolas possuem propriedades curativas para lesões, úlceras, constipação e vaginite por tricomonas. De acordo com uma reportagem, um adulto saudável normal pode inibir uma elevação do nível de colesterol devido ao consumo de alimentos gordurosos, comendo 60g de cebola que é frita em óleo.

Experiências com animais de laboratório mostraram que as cebolas podem elevar a secreção gástrica, o que indica que podem ser usadas para tratar fraqueza dos intestinos e enterite não bacteriana.

A população Chinesa cozinha a cebola e tempera-a com molho de soja e vinagre como um remédio para dificuldade de urinação.

Uma reportagem indicou que a cebola é conhecida apenas como um vegetal contendo prostaglandinas, as quais agem no sistema cardiovascular, músculos bucais e induzem a contração do útero. Na China contemporânea, a cebola é considerada uma importante cura alimentar para a hipertensão.

Bolo de Laranja

Equilibra a energia, expande o peito, remove o catarro, suprime as tosses, melhora o apetite e interrompe a diarréia.

Preparação – Para curar bronquite, esmague 30g de bolo de laranja e 15g de alho. Ferva-os em água para consumir como uma sopa.

Para curar diarréia, ferva 30g de bolo de laranja, 15 nozes "longan" e 15g de açúcar em pedra em 2 xícaras de água até que esta seja reduzida a uma xícara. Beba quente.

Nota – O bolo de laranja é laranja conservada com mel.

Folhas de Laranja

Acalmam o fígado, promovem a circulação energética, removem o catarro e saram a inchação; são boas para dor nas costelas, mastite, tosses e hérnias.

Cascas de Laranja (Casca de Laranja Doce Envelhecida)

Regulam a energia, removem o catarro e a congestão e fortalecem o baço; são boas para resfriados comuns, tosses, apetite pobre, dor abdominal e inchação, diarréia e mastite.

Orégão (Manjerona Grande)

Induz a transpiração, regula a energia e remove a umidade; é bom para resfriados comuns, febres, vômito, peito congestionado, diarréia, icterícia e desnutrição nas crianças.

Conchas de Ostras

Reprimem a transpiração, controlam o sêmen, removem o catarro e abrandam as manchas consistentes; são boas para tontura, emissão seminal, escrófula, corrimento vaginal e sangramento e bócio.

Flor de Pessegueiro

Trata edema com bafejo, ascite, beribéri, inchaço dos pés, constipação com fezes secas e dificuldade de urinação.

Preparação – Asse flor de pessegueiro e moa até tornar-se pó. Tome 1 a 3g do pó com água e mel uma a duas vezes diariamente.

Amendoins

Tonificam o baço, equilibram o estômago, lubrificam os pulmões, removem o catarro do organismo e nutrem a energia corpórea.

Preparação – Para curar hipertensão, embeba os amendoins no vinagre por 7 dias. Coma 10 amendoins duas vezes diariamente, pela manhã e ao entardecer.

Para promover a secreção de leite nas mães que estão amamentando, ferva os amendoins para consumo regular.

Para curar dores de estômago, ácidos gástricos em excesso e úlceras pépticas, tome 2 a 4 colheres de chá de óleo de amendoim logo pela manhã por uma semana.

Para curar edema como na nefrite, ferva os amendoins (com a camada mais externa sem remover) e tâmaras vermelhas em quantidades iguais, e beba como chá.

Existe um remédio Chinês feito da camada mais externa do amendoim para interromper o sangramento no sistema digestivo, eliminação de sangue na tuberculose pulmonar e traqueíte.

Nota – Os amendoins contêm uma grande quantidade de proteínas (aproximadamente 27%), incluindo todos os oito aminoácidos essenciais. Mais de 80% das gorduras contidas nos amendoins são ácidos graxos insaturados que podem abaixar o nível de colesterol no sangue.

Caquis

Agem no baço e nos pulmões e afetam o sangue; são bons para tosses, sangramento e diarréia.

Preparação – Para diarréia e sangue nas fezes das crianças, moa 450g de arroz glutinoso e 50 caquis secos grandes até tornarem-se pó e misture com tâmaras vermelhas para fazer um bolo. No caso de pacientes jovens, vaporize o bolo para comer.

Notas – Uma experiência indicou que quando uma solução de caqui foi injetada no corpo humano, este expeliu o catarro e suprimiu as tosses, mas a injeção causou dor que foi reduzida depois que a proteína foi removida. Entre os 194 casos de traqueíte crônica na experiência, 71 casos (36,5%) foram trazidos sob controle, 66 casos (34%) mostraram melhora significante, 51 casos (26,2%) mostraram alguma melhora e 6 casos mostraram nenhum efeito. A razão efetiva total foi de 96,7%.

Sementes de Banana de São-Tomé

Promovem a urinação, reduzem o calor interno, aguçam a visão e removem o catarro; são boas para urinação bloqueada, sangue na urina e tosses.

Flores de Ameixeira

Promovem o apetite, produzem líquidos, saciam a sede; são boas para a prevenção de catapora e globo histérico.

Rabanetes

Reduzem o calor interno, agem contra os efeitos tóxicos no organismo, promovem a urinação, saram a inflamação, expelem o catarro e suprimem as tosses.

Notas – O rabanete é um produto nativo da China, com mais de 2.000 anos de história, desempenhando um importante papel na dieta Chinesa, próximo apenas do repolho Chinês. Existem rabanetes da primavera, verão e outono, de acordo com as suas respectivas estações de desenvolvimento.

De acordo com uma reportagem Chinesa, o consumo de rabanetes crus em grandes quantidades pode melhorar os sintomas de silicose. Alguns especialistas Chineses acreditam que os rabanetes podem estimular a síntese de vitamina B_1 nos intestinos.

Sementes de Rabanete

São boas para tosses, asma e indigestão.

Erva Marinha

Abranda as manchas consistentes, dispersa a congestão, promove a urinação, abaixa a pressão sangüínea alta, reduz o calor interno e remove o catarro do organismo; é usada para tratar bócio, hipertensão e hérnias.

Preparação – Para curar escrófula, coloque 450g de erva marinha em um saco e embeba em vinho de arroz (o vinho deve cobrir simplesmente a erva marinha) por 2 dias na primavera e no verão, e por 3 dias no outono e inverno. Beba um copo de vinho três vezes diariamente. Enquanto isso, seque o saco de erva marinha ao sol quente ou asse-a e moa até tornar-se pó. Tome 4g do pó três vezes diariamente. O processo pode ser repetido enquanto for necessário.

Para curar hérnias, ferva 20g de erva marinha seca, 20g de alga marinha que se extrai iodo e 40g de erva-doce em água sobre fogo baixo até que esta seja reduzida à metade. Coe e beba o caldo dividindo em duas dosagens para um dia de consumo.

Para curar hepatosplenomegalia (alargamento do baço e do fígado), edema, inchação e dor nos testículos, dor abdominal nas crianças e tosses com catarro, ferva 20 a 35g de erva marinha seca em água sobre fogo baixo por aproximadamente 2h. Beba o caldo todos os dias.

Alga Marinha

Suaviza manchas consistentes, dispersa a congestão, reduz o calor interno, promove a urinação, suprime as tosses, remove a gordura, reduz a pressão sangüínea alta; é usada para edema, bócio e tumores.

Preparação – Para curar inchaço da glândula tireóide ou bócio, moa erva marinha e alga marinha em quantidades iguais até tornarem-se pó. Tome 4g do pó uma vez ao dia por 40 dias. Ou, simplesmente adicione alga marinha à dieta todos os dias. Ou, use açúcar mascavo para conservar a alga marinha para consumo. Ou, moa a alga marinha seca até tornar-se pó e tome 4g do pó três vezes ao dia.

Para curar traqueíte crônica com tosse e palpitação, ferva 450g de raízes de alga marinha e 50g de gengibre fresco em água; adicione 2 colheres de chá de açúcar mascavo quando a água estiver fervendo; então diminua o fogo para ferver em fogo baixo até que a água se torne pegajosa como uma geléia. Tome 2 colheres de chá de geléia, três vezes diariamente por 10 dias como um tratamento em curso.

Para curar hipertensão, ferva alga marinha com "mung beans", 40g de cada, e coma nas refeições uma vez ao dia. Ou, moa raízes de alga marinha secas até tornarem-se pó. Tome 6 a 12g do pó uma vez ao dia por 2 meses.

Notas – O uso de algas marinhas para curar o bócio na China data milhares de anos. Os Chineses sempre acreditaram que um consumo regular de alga marinha é benéfico para a manutenção das funções normais na glândula tireóide. Leva muito tempo para cozinhar a alga marinha até que ela fique macia, esse é o porquê de ser sensato embebê-la por meia hora em água, e então trocar a água e deixá-la de molho durante toda a noite e depois cozinhá-la.

Uma reportagem indica que a alga marinha pode prevenir a leucemia e a dor nos ossos; também pode reduzir a pressão sangüínea alta e suprimir as tosses. Um extrato de alga marinha tem sido descoberto para funcionar como um agente anticancerígeno. A alga marinha contém manitol, o qual é benéfico para fraqueza aguda da energia renal, edema no cérebro e glaucoma agudo.

Cascas de Laranjas Azedas

Removem o catarro, interrompem o vômito e promovem a digestão.

Cálice de Abóbora

É bom para furúnculos na pele, queimaduras e cancro de boca.

Preparação – Para curar furúnculos na pele, aplique o pó do cálice de abóbora com óleo de gergelim externamente à região afetada.

Para sarar queimaduras, aplique o pó do cálice de abóbora com chá de óleo externamente à região afetada; ou aplique externamente no cancro de boca e úlceras para sará-los.

Notas – O cálice de abóbora pode ser assado ou seco ao sol e preparado até tornar-se pó para curas alimentares tanto externamente quanto internamente.

Uma experiência indicou que entre 34 casos de ascite de estágio avançado com um leve grau de esquistossomíase tratados com o pó do cálice de abóbora, 0,5g três vezes diariamente por 2 a 3 semanas aumentou a produção de urina, reduziu os sintomas em 4 casos, melhorou em 23 casos e não teve efeitos em 8 casos.

Cascas de Laranja Verde Doce

Dispersam a energia hepática e eliminam o catarro; são boas para dores de estômago, hérnias, indigestão e seios inchados.

Sementes de Tangerina

Regulam o fluxo energético no organismo e aliviam a dor; são usadas para tratar hérnias, testículos inchados com dor, dor nos mamilos, lumbago e dor na bexiga.

Preparação – Para curar hérnia do intestino delgado e testículos inchados, frite 20g de sementes de tangerina sem óleo, ferva-as em vinho, coe e beba o caldo. Ou, ferva as sementes de tangerina, as sementes de nozes de lechia e as sementes de "longan" em água, coe e beba o caldo.

Para curar nariz de martelo, frite as semente de tangerina sem óleo e moa até tornarem-se pó; então moa uma noz até tornar-se pó e misture com um pouco de vinho quente. Prepare ungüento para aplicação externa na região afetada.

Chá

Sacia a sede, eleva o estado de espírito, promove a digestão, aumenta a urinação, suprime as tosses, remove o catarro, aguça a visão, facilita clarear o pensamento, cura depressão mental, elimina a gordura nos alimentos, sara a inflamação e desintoxica.

Preparação – Para curar respiração ruim, lave a boca com chá forte ou mastigue lentamente as folhas de chá.

Para agir contra a fumaça e os sintomas causados por ela, tais como palpitação e náusea, beba chá forte regularmente.

Para curar enterite aguda, moa 70g de folhas de chá até tornarem-se pó; então misture com 35g de gengibre fresco. Tome 4g duas a três vezes diariamente.

Notas – A lenda Chinesa compreende, há milhares de anos, que o Ministro da Agricultura na China Antiga foi envenenado experimentando ervas, em média 72 vezes ao dia. Como ele sobreviveu ao envenenamento? Ele fez isso tomando chá. Conseqüentemente, o chá foi inicialmente usado como uma erva medicinal para desintoxicar.

O chá digere a essência do arroz e de vegetais, elimina a gordura das carnes, age contra os efeitos do calor no verão e levanta o estado de espírito apático ao anoitecer.

Timo

É bom para tosses, particularmente coqueluche, bronquite aguda e laringite.

Sementes de Nabo

Aguçam a visão, reduzem o calor interno, removem a umidade do organismo; são boas para icterícia, disenteria e urinação diminuída.

Castanhas D'Água

Reduzem a pressão sangüínea; são boas para tosses com catarro, gargantas irritadas e sangramento pelo ânus.

Preparação – Para reduzir a pressão sangüínea e aliviar as tosses crônicas com catarro, ferva 30 a 60g de castanhas d'água e medusa em quantidades iguais. Tome três dosagens em um dia.

Em caso de engolir uma moeda ou outros objetos por acidente, beba suco de castanha d'água ou coma castanhas d'água com nozes.

Para tratar mamilos prostados nas mulheres, esmague castanhas d'água frescas e aplique o suco externamente aos mamilos afetados.

Para aliviar gargantas irritadas, simplesmente beba suco de castanhas d'água.

Para interromper sangramento pelo ânus, beba, de estômago vazio, um copo grande de suco de castanhas d'água frescas com um pequeno copo de vinho.

Notas – Acredita-se que as castanhas d'água têm sido desenvolvidas na China por 3.000 anos. Ela é um vegetal unicamente Chinês que pode ser cozido de diferentes modos, tais como fervendo ou fritando. As castanhas d'água frescas são muito carnudas, suculentas e doces, e podem ser consumidas como uma fruta ou cozidas como um vegetal.

Mostarda Amarela ou Branca

Aquece as regiões internas e dispersa o frio; é boa para tosses, dores de estômago frias e dor abdominal.

Pimenta Branca

Alivia a dor abdominal fria, estômago desarranjado e vômito.

Preparação – Para curar dor abdominal fria, moa uma quantidade igual de grãos de pimenta-do-reino e de pimenta branca até tornarem-se pó. Tome 3g do pó com vinagre quente duas vezes diariamente.

Para curar estômago desarranjado com vômito, moa grãos de pimenta branca até tornarem-se pó. Tome 3g do pó com caldo de gengibre fresco, duas vezes diariamente.

Notas – Os grãos de pimenta não maduros são pretos na cor; quando maduros os grãos de pimenta são descascados, tornam-se brancos. Os grãos de pimenta branca e de pimenta-do-reino são similares nas funções.

Feijões-de-Soja Amarelos

Saram inflamações e aliviam a dor, removem a água do organismo, reduzem o calor interno, dissolvem coagulações sangüíneas, regulam as funções dos órgãos internos, curam doenças renais, promovem urinação e circulação sangüínea.

Preparação – Use esta simples receita para prevenir resfriado comum: Ferva 50g de feijões-de-soja amarelos, 3g de coentro seco (ou três cabeças de cebolas verdes) e três fatias de rabanete. Beba o caldo nas refeições.

Notas – Os feijões-de-soja amarelos são considerados os reis dos feijões; eles contêm aproximadamente 40% de proteína, a qual é comparável à proteína animal. Por esta razão, os feijões-de-soja amarelos são algumas vezes chamados de "carnes vegetais" ou "carne de boi verde". Os feijões-de-soja contêm 18 a 20% de gordura, a qual é melhor do que a gordura animal em qualidade, porque o primeiro não possui colesterol.

15 Alimentos para Promover a Circulação Energética

A circulação energética pobre nos meios internos do organismo podem afetar vários órgãos vitais e causar dor. Estes alimentos reguladores são bons para promover a circulação energética.

Sementes de Cantalupo

Removem o catarro do organismo, aliviam a inchação abdominal e coagulações sangüíneas no abdômen; são boas para distúrbios gastrointestinais.

Preparação – Aqui está um modo simples de tratar respiração ruim: moa sementes de cantalupo até tornarem-se pó e misture com mel. Prepare em tabletes tão grandes quanto uma tâmara; tome um tablete após escovar os dentes pela manhã.

Notas – As sementes de cantalupo podem abrandar manchas consistentes, produzir líquidos orgânicos e lubrificar a secura no organismo. Contêm aproximadamente 27% de gordura e 5,78% de glutelina, a qual é uma simples proteína solúvel em álcalis e ácidos diluídos.

Uma experiência mostrou que a proporção de 1:10 da solução de semente de cantalupo foi capaz de destruir nematódeos e tênias dentro de 10 a 90min, mas quando a pele foi removida das sementes, a ação tornou-se mais lenta e alguns vermes ainda não haviam sido destruídos depois de 1,5 a 3h.

RAÍZES DE CEREJEIRA

São boas para doenças por nematódeos.

CEBOLINHOS (CHINESES)

Fortalecem o estômago, estimulam os nervos, reprimem a transpiração, aliviam a dificuldade de deglutição e os suores noturnos, saram feridas e inchação e promovem a circulação sangüínea.

Preparação – Para dificuldade de deglutição, lave um maço de cebolinhos frescos e embeba-os em água por meia hora. Esmague até obter um suco e beba um copo três vezes diariamente. Em caso de lesões, esmague cebolinhos frescos ou raízes de cebolinhos para aplicação externa na ferida para aliviar a dor e a inchação e interromper o sangramento.

Para náusea matinal, esmague cebolinhos frescos e gengibre fresco até obter um suco, aproximadamente 100g de cada. Adicione 2 colheres de chá de açúcar e beba.

RAÍZES DE FIGUEIRA

São boas para dor nos ossos e tendões, reumatismo e insensibilidade.

RAÍZES DE "FINGERED CITRON"

São boas para dor e fraqueza nos membros.

RAÍZES DE TORANJA

Regulam a energia corpórea, aliviam a dor, agem contra o fôlego e o resfriado; são boas para dores de estômago, dor de hérnia e tosses em resfriados comuns.

FLORES DE TORANJA

Promovem a circulação energética, removem o catarro do organismo e aliviam a dor; são freqüentemente usadas para aliviar dores de estômago e dor no peito.

Notas – As toranjas florescem na primavera. Os Chineses apanham as flores para secar ao sol; as flores de toranja contêm 0,2 a 0,25% de óleo essencial.

As flores de toranja também podem ser embebidas em óleo de gergelim e vaporizadas para crescer cabelo e lubrificar a secura.

Na Dinastia Manchu (1644–1911), os Chineses coletavam flores de toranjas para extrair o óleo e produzir cosméticos para concubinas no palácio.

Raízes de Cebolas Verdes

São boas para dores de cabeça e gargantas irritadas.

Cabeças Brancas de Cebolas Verdes

Estimulam as glândulas sudoríparas a transpirar, inibem ou destroem o desenvolvimento de bactérias para difteria, disenteria e tuberculose.

Preparação – Para resfriados comuns, ferva 30g de cabeças brancas de cebolas verdes com 9g de gengibre fresco em água. Adicione 30g de açúcar mascavo quando a água estiver fervendo. Beba quente para induzir a transpiração três vezes por dia.

Para mastite aguda, esmague meia libra de cabeças brancas de cebola verde e ferva em água. Coe rapidamente e use o caldo para lavar a região afetada duas a três vezes por dia.

Flores de Jasmim

Regulam a energia no organismo e equilibram a região interna; são boas para dor abdominal, diarréia e conjuntivite.

Raízes de "Kumquat"

São boas para dores de estômago, vômito, hérnias, dor abdominal nas mulheres após o parto e prolapso do útero.

Caço de Abóbora

Promove a urinação, reduz a inchação e dispersa a congestão.

Preparação – Para sarar ascite e edema por todo o corpo, ferva 30 a 60g de caço de abóbora com 30g de casca de abóbora do inverno e 30g de casca de melancia. Beba como chá.

Para aliviar a dificuldade de urinação, reduzir icterícia e abaixar a pressão sangüínea, extraia suco fresco de um caço de abóbora e adicione mel. Beba uma xícara do suco duas vezes diariamente.

LIMÕES-DOCES (LARANJAS JOVENS TRIFOLIADAS)

Removem o catarro; são bons para dor e congestão no peito, edema, constipação, gastroptose, útero caído e queda de ânus.

SEMENTES DE "LONGAN"

Suspendem o sangramento, aliviam a dor, regulam a energia e removem a umidade; são boas para lesões, hérnias, escrófula e eczema.

MALTE

Promove a digestão, equilibra as regiões internas e acomoda a energia; é bom para inchação abdominal, apetite pobre, vômito, diarréia e seios inchados em mães que estão amamentando.

Preparação – Para interromper a diarréia, o malte pode ser frito até tornar-se preto; moa até tornar-se pó para consumo.

FOLHAS DE MANGUEIRA

Promovem o fluxo energético e eliminam a congestão; são boas para dor abdominal e inchação devido à congestão energética.

FOLHAS DE RABANETE

Promovem a digestão e regulam a energia no organismo; são boas para catarro, tosses, soluços, indigestão, diarréia, gargantas irritadas, seios inchados nas mulheres, escassez de secreção de leite em mães que estão amamentando, edema e envenenamento por arsênio.

SEMENTE DE COLZA

É boa para dor abdominal nas mulheres após o parto e sangue nas fezes.

FEIJÕES VERMELHOS

Regulam a energia no organismo e facilitam a menstruação.

ROSAS

São boas para eliminação de sangue pela boca, menstruação irregular, disenteria e mastite.

AÇAFRÃO

Promove a circulação sangüínea e remove a coagulação, dissolve a congestão; é bom para congestão no peito, vômito de sangue e lesões.

BULBOS DE CEBOLINHA-VERDE

São bons para congestão do peito e vômito seco.

HORTELÃ

Regula a energia e alivia a dor; é bom para resfriados comuns, tosses, dores de cabeça, dores periódicas e dor abdominal.

RAÍZES DE "SWORD BEANS"

São boas para dores de cabeça, reumatismo, hérnias, diarréia e supressão da menstruação.

TANGERINAS

Lubrificam os pulmões e regulam a circulação energética no organismo; são boas para congestão e calor excessivo no peito.

Notas – Os Chineses são conhecidos por preservar tangerinas; para fazer isso, selecione tangerinas frescas, embeba-nas em água limpa, e então coloque-as em um saco plástico. Lacre o saco e coloque-o em um lugar fresco e ventilado por alguns meses. Confira para assegurar-se que as tangerinas não estraguem por uma razão ou outra.

As tangerinas são doces e neutras; podem agir contra intoxicação e saciar a sede. Entretanto, um consumo excessivo irá gerar o catarro; por esta razão, aqueles que pegam um resfriado com tosse e catarro devem abster-se de comer laranjas. A casca da tangerina pode remover o catarro. Um célebre herbalista Chinês no passado disse: "Aquilo dentro e fora de um dado alimento possui efeitos opostos, é um fenômeno comum. Este é o modo que está na natureza."

SEMENTES DE CHÁ

A camelina contida nas sementes de chá é um agente anticancerígeno; é bom para dor abdominal e diarréia.

AÇAFRÃO-DA-ÍNDIA

Promove a circulação energética, facilita a menstruação e alivia a dor; é bom para dor no abdômen e braços e supressão da menstruação.

VINAGRE

Aumenta o apetite, promove a digestão, dispersa a coagulação sangüínea, desintoxica e mata bactérias.

Preparação – Para prevenir a gripe, colecistite e meningite, misture vinagre com água e ferva sobre fogo baixo; inale antes da hora de dormir.

Para curar ascaríase biliar, beba 30g de vinagre de arroz com água quente, três a quatro vezes diariamente. Ou, misture 30g de vinagre de arroz com 30g de água. Beba quando ocorrer dor e tome anti-helmíntico após a dor ter passado.

Para tratar hipertensão, embeba amendoins em vinagre e coma nas refeições.

Para curar hepatite, embeba peras descascadas em vinagre e coma regularmente.

16 *Alimentos para Promover a Circulação Sangüínea*

A circulação sangüínea pobre nos meios internos pode levar a várias condições dolorosas devido à coagulação sangüínea. Estes alimentos reguladores promovem a circulação sangüínea.

Planta Aquática do Gênero *Sagittaria*

É boa para inchação e inflamação.

Preparação – Para sarar sintomas inflamatórios locais, tais como inchação, queimadura ou dor na pele, esmague 60g de planta aquática fresca do gênero *Sagittaria;* então adicione um pouco de suco de gengibre fresco. Misture cuidadosamente, e aplique-o na região afetada na pele. Troque a bandagem duas vezes diariamente.

Nota – A planta aquática do gênero *Sagittaria* é uma excelente fonte de potássio; 100g de planta aquática do gênero *Sagittaria* contém 1.003mg de potássio.

Raízes de Pimenta-da-Jamaica

Regulam a energia no organismo, suspendem o sangramento, dissolvem coagulações sangüíneas; são boas para dores de estômago, vômito, hérnias, vômito de sangue, sangramento vaginal e sangramento devido a lesões externas.

Feijões-de-Soja Pretos

Removem a água das regiões internas para sarar a inchação, removem o calor estomacal, dissolvem a coagulação sangüínea e regulam as funções dos órgãos internos; são bons para choque, pernas fracas e moléstias variadas em mulheres após o parto.

Preparação – Para tratar vários tipos de sintomas em mulheres após o parto, frite 250g de feijões-de-soja pretos até que a fumaça dos feijões comece a aparecer. Embeba-os em uma garrafa de vinho por um dia. Beba meio copo de vinho duas a três vezes diariamente.

Os feijões-de-soja pretos podem ser cozidos com alcaçuz para beber como um caldo, a fim de eliminar vários tipos de toxinas do organismo.

Camélia

Resfria o organismo, interrompe o sangramento, dispersa a coagulação sangüínea, elimina a inchação; é boa para vômito de sangue, hemorragia nasal e sangramento vaginal.

Raízes de Mamona

Acalmam os nervos, aliviam os espasmos e dispersam a coagulação; são boas para epilepsia, reumatismo e escrófula.

Pólen de Partasana

Resfria o sangue, interrompe o sangramento, promove a circulação sangüínea e dissolve coagulações sangüíneas; é bom para lesões, sangue na urina e hemorragias nasais.

Sangue de Galinha

Promove a circulação sangüínea e age contra o reumatismo. O sangue de um galo de 3 anos de idade é considerado o melhor para curas alimentares.

Folhas de Pimenta

São boas para reumatismo e coagulação sangüínea.

Pimenta-malagueta (Pimenta-caiena)

Auxilia na digestão, melhora o apetite, estimula a secreção das glândulas salivares e sucos gástricos; normalmente é usada como um medicamento estomacal ou um carminativo para expelir gases dos intestinos; externamente, é usada como um estimulante de pele local para promover a circulação sangüínea. É boa para ulcerações causadas pelo frio, reumatismo e lumbago.

Notas – Pessoas com constituições físicas quentes devem abster-se de pimentas-malagueta. Os Chineses têm um ditado popular para o efeito de que as pimentas-malagueta são tão boas que ninguém pode comer uma refeição completa sem elas. Existem diferentes tipos de pimentas-malagueta, notavelmente, doce, meio pungente e picante e pungente e picante. As pimentas-malagueta de tamanho grande não são picantes mas doces. São normalmente consumidas como outras verduras, mas contêm grandes quantidades de vitamina C, tanto quanto 198mg/100g.

Rizomas de Pimenta

Reduzem o frio e a umidade e dissolvem as coagulações sangüíneas; são bons para artrite, reumatismo e ulcerações causadas pelo frio.

Folhas de Rosas Chinesas

Promovem a circulação sangüínea e reduzem a inchação; são boas para escrófula e dor e inchação causadas por lesões.

Bulbos e Raízes de Cebolinho (Cebolinhos Chineses)

Aquecem as regiões internas, promovem a circulação energética e dissolvem as coagulações sangüíneas; são bons para dor no peito, indigestão, vômito de sangue e hemorragias nasais.

Coentro (Salsa Chinesa)

Induz a transpiração, promove a digestão, suprime os soluços e fortalece o estômago.

Preparação – Quando uma criança desenvolve sarampo que não entrou em erupção, o coentro pode ser um bom remédio. Ferva um maço de coentro e beba como um caldo nas refeições.

O coentro é bom para indigestão, particularmente as sementes de coentro, as quais podem ser fervidas com cascas de laranja e gengibre fresco. Beba apenas o suco. Todos os ingredientes nesta receita são quentes, o que significa que é bom para indigestão devido ao estômago frio.

Notas – O coentro possui um sabor pungente e uma energia quente. Está associado internamente ao coração e ao baço; externamente, entra em contato com os quatro membros.

O coentro pode remover todos os elementos indesejáveis no organismo, dispersar o frio e gases estomacais, reduzir a febre e aliviar a dor de cabeça, promover a digestão e reduzir a inchação abdominal, regular a urinação e os movimentos intestinais, remover a membrana nos olhos e promover o crescimento dos cabelos.

Raízes de Milho

Promovem a urinação e removem coagulações sangüíneas; são boas para cálculos e vômito de sangue.

Patas de Caranguejo

Dissolvem a coagulação sangüínea e causam aborto acidental; são boas para dores abdominais em mulheres após dores de parto e partos difíceis.

Carapaças de Caranguejo

Dissolvem a coagulação sangüínea e eliminam a congestão interna; são boas para dores nas costelas e abdômen, mastite, câncer do seio e ulcerações provocadas pelo frio.

Preparação – Para tratar câncer do seio, asse carapaças de caranguejo e moa até tornarem-se pó. Tome 7g do pó com vinho branco duas vezes diariamente por um período prolongado de tempo (não para mulheres grávidas). A mesma receita também é boa para lesões por contorção das partes pudendas e supressão da menstruação após o parto.

Para tratar mastite no seu estágio inicial, asse cinco carapaças de caranguejo e moa até tornarem-se pó. Tome 9g do pó com água quente ou vinho de cada vez. Ou, esmague um caranguejo vivo, coe-o e beba com vinho branco.

Para aliviar a inchação com manchas fortes no câncer de seio, asse uma dúzia de carapaças de caranguejo e moa até tornarem-se pó. Tome 6g do pó com vinho três vezes diariamente. Evite alimentos condimentados.

Nota – Aproximadamente três quartos da carapaça de caranguejo é de carbonato de cálcio, com o restante de um quarto contendo quitina e proteína em quantidades iguais.

"DEER HORNS" (CHIFRES DE VEADO)

Acalmam o fígado, reduzem o calor interno, aliviam as convulsões e desintoxicam; são bons para delírio, dores de cabeça e tontura.

GRÃOS DESTILADORES

Aquecem a região interna, promovem a digestão, aliviam a dor e dispersam a coagulação sangüínea; são bons para ulcerações causadas pelo frio e para o reumatismo.

SANGUE DE ENGUIA

Aumenta a energia *Yang* no organismo e promove a circulação sangüínea; é bom para boca e olhos secos, dor nos ouvidos, hemorragias nasais e impotência.

FOLHAS DE BERINJELA

São boas para sangue na urina, eliminação de sangue pelo ânus, carbúnculo e ulceração provocada pelo frio.

VESÍCULA NATATÓRIA DE PEIXE

Tonifica os rins, aumenta o sêmen, nutre os tendões, interrompe o sangramento, dispersa as coagulações sangüíneas e reduz a inchação; é boa para vômito de sangue, sangramento vaginal e sangramento devido a lesões externas.

FOLHAS DE GENGIBRE

São boas para coagulação sangüínea e indigestão.

SUCO DE CEBOLA VERDE

Dispersa a coagulação sangüínea, desintoxica e expele os vermes; é bom para dores de cabeça, hemorragias nasais, sangue na urina, parasitas, inchação e lesões.

CÂNHAMO

Lubrifica a secura, acomoda os intestinos, promove a urinação e aumenta a circulação sangüínea; é bom para constipação, diabetes, reumatismo e menstruação irregular.

Raízes da Fruta de Kiwi (Raízes da Groselheira Chinesa)

Reduzem o calor interno, promovem a urinação, ativam o sangue e reduzem a inchação; são boas para hepatite, edema, lesões, dor reumática e corrimento vaginal.

Raízes de Limão

Aliviam a dor e removem a coagulação sangüínea; são boas para lesões e mordidas de animais.

Flores de Lótus

Promovem a circulação sangüínea, interrompem o sangramento e removem a umidade; são boas para vômito de sangue.

Brotos de Lótus

São bons para vômito de sangue.

Pêssegos

São bons para doenças pulmonares, transpiração excessiva e sangramento.

Preparação – Para tratar suores noturnos e eliminação de sangue pela boca, ferva 10 a 15g de pêssegos secos em água. Beba o caldo e coma os pêssegos.

Notas – Um consumo excessivo de pêssegos pode aumentar o calor interno e causar erupções de pele.

Os pêssegos não maduros podem ser colhidos e secos ao sol. Possuem gosto amargo e energia quente; os pêssegos secos são bons para transpiração excessiva e sangramento.

Miolos das Sementes de Pêssego

Dissolvem a coagulação sangüínea, o que é essencial no tratamento de muitas doenças, incluindo a hipertensão com dor de cabeça, lesões, supressão da menstruação e lesão em chicotada.

Notas – O valor medicinal do pêssego consiste primariamente no seu miolo de semente.

O miolo da semente de pêssego possui um sabor amargo e uma energia neutra. A sua função principal é a de dissolver coagulações sangüíneas de modo que o sangue irá circular por toda parte do organismo. São bons também para inchação abdominal e podem destruir vermes.

Raízes de Pêssego

São boas para icterícia, vômito de sangue, hemorragias nasais e supressão da menstruação.

Flores da Peônia

São boas para menstruação irregular e dores periódicas.

Casca da Raiz de Peônia

Reduz o calor interno, resfria o sangue e dissolve coagulações sangüíneas; é boa para hipertensão e rinite.

Miolos das Sementes de Ameixas

Dispersam a coagulação sangüínea, promovem o fluxo de água e lubrificam os intestinos; são bons para dores causadas por lesões, tosses com catarro, edema e constipação.

Pedículos de Abóboras-morangas

Promovem a circulação sangüínea e removem a coagulação sangüínea.

Colza

Dissolve as coagulações sangüíneas, fortalece as partes pudendas e as pernas e sara o reumatismo. O óleo de colza pode ser aplicado externamente à cabeça para promover o crescimento dos cabelos.

Preparação – Para curar loquiostase nas mulheres após o parto com dor de pontada, frite sementes de colza e canela em quantidades iguais sem óleo e moa até tornarem-se pó. Prepare em tabletes tão grandes quanto sementes de azeitonas. Tome um a dois tabletes três vezes diariamente com vinho quente de arroz.

Para curar dor aguda nos mamilos e inchação na pele de causa desconhecida, ferva colza em água ou esmague-a para produzir um suco. Beba um pequeno copo do suco quente três vezes diariamente. Alternativamente, aplique a colza esmagada externamente à região afetada. Troque a bandagem três vezes diariamente.

Para corrigir intussuscepção intestinal (o escorregamento de uma parte do intestino para outra parte apenas em baixo dele), beba 120g de óleo de colza, ou beba 6g de óleo de colza cozido quatro vezes ao dia.

Tubarão

Reduz a inchação, remove a coagulação sangüínea e fortalece os órgãos internos.

Notas – Na China antiga, o tubarão era chamado de "o filho saudável da água", por causa do seu corpo forte.

O tubarão possui um sistema imune muito forte. Um tubarão não desenvolverá o câncer após células cancerígenas serem injetadas no seu organismo. A barbatana do tubarão é um alimento precioso considerado benéfico para o sangue, energia corpórea, rins e pulmões; é um alimento ideal para deficiência crônica.

Vagens de "Sword Bean"

Equilibram a região interna, dispersam a coagulação sangüínea e promovem a circulação sangüínea; são boas para lumbago, diarréia e soluços.

Mostarda Amarela ou Branca

Aquecem a região interna; são boas para tosses, dores de estômago e dor abdominal.

17 Aprenda a Conhecer a Si Mesmo e Corrija suas Fraquezas

IDENTIFIQUE SUA FRAQUEZA PELOS SINTOMAS

É sensato saber mais sobre si mesmo, ainda que não esteja doente. Quando um paciente doente vai visitar o médico, este fará um diagnóstico necessário, tentando alcançar um nome de uma doença, tais como hipertensão, diabetes, bronquite, ou qualquer caso que possa ser. Então o paciente é submetido ao tratamento. Este é o procedimento padrão na medicina moderna. Se o paciente não está doente, ele ainda pode visitar um médico para uma verificação física, para ver se ele está realmente em bom estado de saúde. O médico verifica a pressão sangüínea do paciente, urina e sangue, e quando nada de errado é detectado, o médico conta ao paciente que ele está em bom estado de saúde. Novamente, este é o procedimento padrão na medicina moderna.

Aqui está um exemplo clássico. Um paciente que sofre de visão embaçada foi visitar o médico que o conduziu a um exame, mas após ter passado por todo o conjunto de testes, nada de errado foi revelado. Deste modo, o médico disse ao paciente que ele estava em bom estado de saúde. Mas o paciente continuou reclamando de que não podia ver muito bem, o que confundia tanto o médico quanto o paciente semelhantemente. O médico então disse ao paciente que este era apenas um problema de incômodo e nada estava seriamente errado. O paciente não estava realmente doente e não exigiu tratamento médico.

Em verdade, a doença pode ser entendida em dois diferentes modos: primeiro, a doença pode ser definida como o oposto da saúde, o que significa que uma pessoa está doente ou saudável , sem meio termo; segundo, a doença também pode ser entendida em termos de uma fraqueza intensiva, o que significa que uma pessoa pode ser mais fraca ou mais forte a respeito de graus, e que suas condições podem ser ainda avaliadas em termos de fraqueza e força, isto é, em qual proporção o seu estômago está em boa forma, por exemplo. A segunda definição de doença é usada na Medicina Tradicional Chinesa, mas ela é abertamente reconhecida pelos médicos Ocidentais. Muito freqüentemente é somente quando uma pessoa torna-se doente que os médicos Ocidentais levam isso seriamente.

Se uma pessoa pega um resfriado ou tem uma dor de estômago ou diarréia freqüentemente, isto significa algo ao médico da Medicina Tradicional Chinesa. Esta pessoa deve ter alguma fraqueza específica no seu organismo e que causa isto. Em outras palavras, o médico da Medicina Tradicional Chinesa não espera até a doença ocorrer, ele toma providências para corrigir a fraqueza da pessoa antes que a doença ocorra de fato, o que é chamado de prevenção. De certa forma, o conceito de prevenção também forma uma parte importante da medicina Ocidental. Como diz o ditado Ocidental: "A prevenção é melhor do que a cura." Entretanto, quando chega na questão de como a prevenção deve acontecer, os médicos Chineses e Ocidentais possuem respostas diferentes.

O médico Ocidental parece pensar que nós devemos comer alimentos nutricionais e estar certo de que temos todos os nutrientes necessários para uma boa saúde. O mesmo conselho é dado para todos nós, quer estejamos doentes ou não. Este conselho é uma supergeneralização para dizer o mínimo que se pode dizer, já que não é intencionado para nenhum indivíduo em particular. Em outras palavras, se um paciente tem sentido indigestão de vez em quando, mas mais freqüentemente do que outras vezes, e um outro paciente possui um problema menor com sua vista que o primeiro paciente não tinha, em probabilidade total, ambos receberão a mesma recomendação do médico Ocidental: isto é, eles devem comer alimentos nutritivos e comer todos os nutrientes necessários para uma boa saúde.

Este não é o caso com o médico da Medicina Tradicional Chinesa. Ele pensará que o mero fato de que um paciente possui uma dor de estômago mais freqüentemente do que um outro significa que seu estômago está fraco e ele necessita de algo para torná-lo mais forte. Se a visão do segundo paciente está fraca, ele necessita de algo para aguçá-la. Conseqüentemente, dois tipos diferentes de recomendações serão dadas para estes dois indivíduos.

Quando um médico Ocidental fala sobre diagnóstico inicial, o que ele pretende é detectar a doença no seu estágio possivelmente mais inicial. Por exemplo, o diagnóstico inicial de câncer significa que as células cancerígenas devem ser detectadas assim que possível, ou imediatamente antes de aparecerem. Para estar certo, o diagnóstico inicial neste sentido é muito importante, porque produz um tratamento mais efetivo e poderia salvar a vida do paciente em muitos casos. Entretanto, muito freqüentemente, a doença já tem ocorrido, o que não é realmente prevenção no mais verdadeiro sentido da palavra. Para um médico da Medicina Tradicional Chinesa, o diagnóstico inicial significa distinguir as fraquezas de um indivíduo e corrigi-las antes que a doença ocorra. Já que o médico da Medicina Tradicional Chinesa enfoca predominantemente em corrigir a fraqueza de um indivíduo, torna-se muito importante determinar tais fraquezas antes que providências possam ser tomadas para corrigi-las.

Na Medicina Chinesa, os sintomas são tomados como importantes indícios para localizar a fraqueza da pessoa. Por exemplo, se uma pessoa desenvolve diarréia mais facilmente do que outras, significa que suas funções digestivas são fracas e providências poderiam ser tomadas para fortalecê-las. Conseqüentemente, a diarréia é tomada como um sintoma e é usada como um indício para determinar a fraqueza de um indivíduo.

Identifique sua Fraqueza Física Através dos Sentidos

O ciclo de vida de uma pessoa é primeiro e antes de tudo determinado pelas condições dos seus órgãos internos vitais. Por esta razão, a fim de viver por longo tempo, é necessário certificar-se de que nossos órgãos internos estão em boas condições. Mas como nós determinamos isto? Os médicos Ocidentais podem nos dizer isto? Até certo ponto, você pode confiar em médicos medicinais para informá-lo se algum dos seus órgãos internos vitais estão em más condições. Por exemplo, se você tem úlceras estomacais, o seu médico pode ser capaz de dizer-lhe isto. Se você tem úlceras estomacais, é precisamente óbvio de que seu estômago não esteja em boas condições. E se você não tiver úlceras estomacais? Os seus médicos seriam capazes de dizer-lhe quais dos órgãos internos vitais estão fracos ou fortes? Freqüentemente, os médicos Ocidentais lhe dirão que todos os seus órgãos internos vitais estão igualmente em boas condições.

Sobre o ponto de vista de um médico tradicional Chinês , se os seus órgãos vitais estão ou não em boas condições isto pode ser determinado pelos sintomas manifestados na superfície do seu corpo em geral e os seus cinco sentidos em particular. Acredita-se que somos capazes de saber sobre as condições dos órgãos vitais pelos sinais visíveis na superfície do nosso corpo. Apesar dos avanços da ciência médica, a força relativa dos órgãos vitais no corpo humano ainda não pode ser conhecida através das facilidades médicas modernas na maioria dos casos. Na minha clínica, quando digo para um paciente que do ponto de vista da Medicina Chinesa pode existir algo errado com seu fígado porque ele está sofrendo de visão embaçada, a resposta mais comum é: "Não pode ser, porque eu acabei de ser submetido a um exame físico completo a poucos dias atrás e meu fígado está em boas condições."

O médico tradicional Chinês acredita que sob circunstâncias normais, não é necessário olhar diretamente nos órgãos internos a fim de saber sobre as suas condições. É possível saber isto no elemento principal dos sinais visíveis na superfície do corpo porque existem conexões entre os órgãos internos e os cinco sentidos. Uma pessoa não pode ver ou sentir o cheiro ou ouvir ou sentir o sabor ou comer apropriadamente sem a função apropriada e sem a coordenação dos órgãos internos vitais.

Quais são as conexões específicas entre os cinco sentidos e os órgãos internos? O olho está conectado com o fígado; o nariz está conectado com os pulmões; o ouvido está conectado com os rins; a língua está conectada com o coração; e os lábios e a boca estão conectados com o baço. Estas conexões entre os cinco órgãos internos vitais e os cinco sentidos são esboçadas claramente no *Yellow Emperor's Classics of Internal Medicine,* publicado no século III a.C., e isto forma uma parte muito importante da teoria médica tradicional Chinesa.

Como os cinco órgãos vitais estão conectados com os cinco sentidos? Os Chineses expressam tais conexões pelas três diferentes palavras, as quais são tão poéticas quanto interessantes: manifestações, saídas e funcionários. Conseqüentemente, de acordo com a teoria Chinesa: "Os olhos são as manifestações externas, saídas e funcionários do fígado." As mesmas conexões paralelas exatas podem ser feitas pelos outros quatro sentidos, isto é, nariz, ouvidos, língua e lábios e boca.

Por que os cinco órgãos internos vitais possuem manifestações externas, e por que eles necessitam de saídas e funcionários? A razão é que os órgãos vitais estão situados na região interna, a qual não é visível para o mundo exterior. Eles possuem manifestações externas a fim de tornar suas condições conhecidas, e suas saídas são os canais externos através dos quais eles podem estabelecer contato. Os cinco sentidos são transmitidos para estabelecer contato com o mundo externo pelos respectivos cinco órgãos internos vitais.

As conexões entre os cinco órgãos internos vitais e os cinco sentidos possuem comportamentos importantes no nosso entendimento da fisiologia humana e patologia. Como os olhos estão conectados com o fígado, muitos sintomas associados com os olhos podem ser seguidos pelas condições do fígado. Este é o porquê da visão embaçada e olhos avermelhados, inflamados e secos serem atribuídos às doenças do fígado, e as lágrimas serem consideradas como líquidos do fígado que fluem através dos olhos. Como o *Yellow Emperor's Classics of Internal Medicine* diz: "A energia do fígado está em comunicação com os olhos, e quando a energia do fígado está em equilíbrio, os olhos serão capazes de ver e distinguir as diferentes cores." Quando os olhos funcionam em excelentes condições, é chamado de glória ou honra do fígado, o que significa que este está em excelentes condições.

Como os ouvidos são conectados com os rins, muitos sintomas associados com os ouvidos podem ser seguidos pelas condições dos rins. Este é o porquê do barulho nos ouvidos, surdez, dificuldade de ouvir e a cera dos ouvidos serem atribuídos às doenças dos rins. Como o mesmo texto clássico diz: "A energia dos rins está em comunicação com os ouvidos, e quando a energia dos rins está em equilíbrio, os ouvidos serão capazes de ouvir e distinguir sons diferentes." Quando os ouvidos funcionam em condições excelentes, significa que os rins estão em alta forma.

Como o nariz está conectado com os pulmões, muitos sintomas podem ser relacionados às condições dos pulmões. Este é o porquê da congestão nasal, perda do olfato, sensações de secura no nariz e oscilação do nariz poderem ser seguidas pelas doenças dos pulmões. Como o livro *Yellow Emperor's* diz: "A energia dos pulmões está em comunicação com o nariz, e quando a energia dos pulmões está em equilíbrio, o nariz será capaz de sentir o cheiro e de distinguir entre cheiros ofensivos e aromáticos". Quando o nariz funciona bem, os pulmões estão em ótimas condições.

Como a língua está conectada com o coração, muitos sintomas associados com a língua podem ser seguidos pelas condições do coração, tais como impedimentos da fala, dificuldade de movimentos da língua, língua enrolada e rigidez e cores anormais da língua. O texto clássico diz: "A energia do coração está em comunicação com a língua, e quando a energia do coração está em equilíbrio, a língua será capaz de sentir o gosto e de distinguir os cinco sabores." A língua é comumente referida pelos médicos Chineses como o "arbusto do coração". Um exemplo é que a extremidade vermelha da língua é devido ao calor excessivo no coração. Uma língua abalada é um sinal de distúrbio no coração.

Como os lábios e a boca estão conectados com o baço, muitos sintomas associados a eles podem ser relacionados às condições do baço. O apetite pobre, gosto doce na boca, preferências incomuns por sabores específicos, cancros de boca e lábios rachados podem ser atribuídos às doenças do baço. O livro "*Yellow Emperor's*" diz: "A energia do baço está em comunicação com a boca e os lábios, e quando a energia do baço está em equilíbrio, a boca será capaz de comer e distinguir os cinco sabores."

Como apenas cinco órgãos internos vitais podem vir a ter saídas e funcionários para o mundo externo? Os Chineses dividem os órgãos internos em órgãos *Yin* e *Yang*, e então classificam-nos em pares para formar uma conexão *Yin-Yang*. Todos os cinco órgãos internos vitais são órgãos *Yin*, e cada um deles necessita de um órgão *Yang* para formar um par, o que é chamado de irmão e irmã. Conseqüentemente, o fígado (irmã) e a vesícula biliar (irmão) são um par; os rins (irmã) e a bexiga (irmão) são um par; os pulmões (irmã) e o intestino grosso (irmão) são um par; o coração (irmã) e o intestino delgado (irmão) são um par; e o baço (irmã) e o estômago (irmão) são um par. Portanto, os funcionários das irmãs também agem como os funcionários para o irmão dela, de maneira que os olhos são os funcionários do fígado e da vesícula biliar, e assim por diante.

Além disso, nossas excessivas emoções também apontam para distúrbios dos órgãos internos vitais: a raiva indica distúrbio do fígado; alegria mostra desequilíbrio do coração; pensamentos em excesso apontam para distúrbio do baço; preocupação indica distúrbio dos pulmões; e o medo aponta para distúrbio dos rins. Preferências consistentes para alimentos específicos também ilustram distúrbios dos órgãos internos vitais: apetite por alimentos pungentes aponta para distúrbio dos pulmões; preferência por alimentos amargos indica enfermidade no coração; união por alimentos salgados aponta para distúrbio dos rins; preferência por alimentos doces mostra problema no baço; e preferência por alimentos azedos aponta para distúrbio do fígado.

Virtualmente todos os sinais visíveis ou sintomas podem ser seguidos pelas suas fontes originais nos órgãos internos vitais, incluindo forma física e capacidade. Conseqüentemente, a fraqueza sexual aponta com freqüência para fraqueza dos rins; obesidade indica a inabilidade do baço em lidar com o alimento e a água; magreza mostra condições de umidade excessiva do baço; doença de pele freqüentemente aponta para condições excessivamente quentes dos pulmões.

Os órgãos internos vitais no organismo trabalham juntos como um time, e se algum deles se enfraquece para desempenhar apropriadamente suas funções, o processo de envelhecimento acelerará. Portanto, deve se examinar os órgãos internos muito cuidadosamente e determinar quais deles são fracos, e então enfocar a atenção para fortalecê-los concordantemente. A esse respeito, a teoria da longevidade alcançada pelo consumo excessivo de nutrientes em um elemento principal universal enfraquece-se miseravelmente, simplesmente porque a teoria enfraquece ao levar em conta a fraqueza e a força de cada órgão interno vital individualmente.

É exatamente tão ruim para um órgão específico ser extraordinariamente forte quanto ser extremamente fraco. É fácil entender que se o fígado está muito fraco, ele entrará primeiro em colapso, e possivelmente conduzirá à morte como um resultado. O que acontecerá se um órgão vital particular é muito forte? O órgão excessivamente forte atacará um outro órgão vital e enfraquecer-lo-á concordantemente, o que é chamado de lei do ataque mútuo entre órgãos internos vitais na Medicina Chinesa. Por exemplo, se o fígado é muito forte, atacará o estômago; se o estômago é muito forte, atacará a bexiga, e assim por diante. Conseqüentemente, a manutenção do equilíbrio entre os órgãos internos vitais é mais crucial para longevidade, porque é apenas quando eles estão em equilíbrio que podem funcionar bem.

Aprenda Mais Sobre sua Hereditariedade e o Desenvolvimento Padrão

Não é difícil ver que a hereditariedade tem muito a fazer com a longevidade, não é difícil de deduzir que muitas doenças também estão associadas com a hereditariedade. Um estudo conduzido na China em pacientes com câncer de esôfago indicou que no Distrito de Yang-Cheng da província de Shansi, o câncer ataca menos que 10% das famílias nesse distrito, e acima da metade dos pacientes possui uma história familiar do mesmo câncer, com o restante de 90% possuindo nenhuma incidência da doença. Portanto, observando melhor a hereditariedade, é freqüentemente muito útil localizar a fraqueza.

O desenvolvimento padrão de um indivíduo também pode ser usado como um indício para sua fraqueza. Nós tendemos a acreditar que quanto mais rápido nossas crianças crescem, melhor, mas esquecemos o fato de que a maturidade prematura pode conduzir ao envelhecimento prematuro.

Pode-se facilmente imaginar o que acontecerá se um concorrente correr a toda velocidade logo no começo da maratona. A fim de viver mais tempo, você deve tentar se mover em uma passada normal que é uma condição necessária de longevidade, mas isto é freqüentemente ignorado por muitas pessoas na sociedade moderna. Por exemplo, as crianças são ensinadas nas escolas a comer alimentos altamente nutritivos, e em casa, os pais tomam medidas para assegurarem-se de que suas crianças estejam supernutridas, de maneira que possam se desenvolver mais rapidamente. Como resultado, durante anos de suas vidas, as pessoas começaram a sofrer de doenças associadas com superalimentação durante anos formadores.

Selecione Cinco Alimentos para Corrigir sua Fraqueza Física

Se me fosse pedido para mencionar exatamente uma coisa sobre alimentos que são mais importantes para a longevidade, não hesitaria em responder que devemos comer alimentos balanceados e evitar aqueles que não são. Esta visão é partilhada por todos os especialistas em longevidade, mas quando chega a hora de decidir quais alimentos são balanceados, um consenso não será alcançado tão facilmente.

Diferente do conceito de nutrição Ocidental, o qual enfoca a proteína, vitaminas e minerais, o conceito tradicional Chinês de alimentos balanceados significa comer sabores diferentes. Existem cinco sabores básicos de alimentos, e cada sabor beneficia dois órgãos internos vitais em particular, como é mostrado na tabela a seguir:

CINCO SABORES DOS ALIMENTOS

Sabores	***Doce***	***Azedo***	***Pungente***	***Salgado***	***Amargo***
Exemplos	Mel Tâmaras vermelhas Malte	Limões Tomates Maçãs	Gengibre Alho Cebolinhos	Sal Tipo de alga marinha Alga marinha	Fruto do lúpulo Aipo Rabanetes
Bom para	Baço Estômago	Fígado Vesícula biliar	Pulmões Intestino grosso	Rins Bexiga	Coração Intestino delgado
Ruim para	Rins Bexiga	Baço Estômago	Fígado Vesícula biliar	Coração Intestino delgado	Pulmões Intestino grosso

Como regra geral, uma dieta equilibrada na Medicina Tradicional Chinesa significa que se deve comer todos os cinco sabores de alimentos. Em aplicações práticas, é necessário ajustar aqueles alimentos para suas necessidades individuais. Por exemplo, se você tem doença ocular que está relacionada ao fígado, você deve comer mais alimentos azedos e tentar evitar alimentos pungentes, os quais são ruins para o fígado. Se você tem um problema com seus pulmões, ou porque você fuma ou sofre de tosses freqüentemente, você deve comer mais alimentos pungentes e tentar evitar alimentos amargos.

Em nossas vidas diárias, a maioria dos alimentos que comemos é doce, incluindo pão, carne de boi, leite, galinha e arroz, ou salgado, tais como moluscos bivalves, presunto e carne de porco.

Nós também comemos alimentos azedos freqüentemente, tais como maçãs, uvas e laranjas, e também alimentos pungentes, como cebolas verdes, salsa, gengibre e alho. A maioria de nós muito raramente come alimentos amargos exceto quando bebemos cerveja, a qual contém fruto do lúpulo amargo. Um alimento amargo que está prontamente disponível são rabanetes crus, os quais podem ser lavados, descascados, ralados e misturados com molho de soja.

Uma questão é destinada a elevar a preocupação do impacto dos diferentes sabores de alimentos nos órgãos internos. Por exemplo, se os alimentos salgados são bons para os rins, por que as pessoas com uma doença renal como nefrite deveriam abster-se do consumo de sal? Aqui, como em qualquer outra parte, o princípio de moderação se aplica. Ainda que os alimentos salgados sejam bons para os rins porque tendem a estimulá-los de acordo com a teoria da Medicina Chinesa, ainda devem ser consumidos em moderação. O consumo de alimentos salgados em grandes quantidades inverterá os efeitos pretendidos e produzirá resultados negativos.

Talvez o fenômeno mais extraordinário é que muitas pessoas obesas partilham de uma crença comum de que elas têm consumido muitos alimentos doces que contêm grandes quantidades de carboidratos e calorias. Elas argumentam que a fim de perder peso, devem abster-se de alimentos doces tanto quanto possível. Esta crença é igualmente certa e errada. Os alimentos doces irão realmente aumentar o peso, mas é errado pensar que a fim de perder peso, deve-se abster de alimentos doces tanto quanto possível. Os alimentos doces são bons para o baço e estômago apenas quando são consumidos em moderação. É defendido na Medicina Tradicional Chinesa que a obesidade ocorre devido à inabilidade corpórea de digerir eficientemente os alimentos, e o baço e o estômago são dois órgãos internos encarregados desta função.

USE ÓRGÃOS INTERNOS DE ANIMAIS PARA SE FORTALECER

Às vezes uma pessoa pode não ter alguns sinais visíveis ou sintomas que indiquem algum possível distúrbio dos órgãos internos vitais. Quais são algumas das outras medidas que podem ser tomadas para aumentar as chances de pessoas saudáveis viverem 100 anos e muito mais que isso?

Como fora mencionado anteriormente, dois órgãos internos vitais no corpo humano que são considerados particularmente relevantes para a longevidade são os rins e o fígado. Acredita-se na Medicina Chinesa que os rins são os primeiros órgãos que chegaram à existência na formação do feto. São também os primeiros órgãos que causaram colapso no processo natural de envelhecimento. Portanto, se uma pessoa basicamente saudável deseja viver uma vida longa e permanecer jovem, medidas devem ser tomadas para cuidar apropriadamente dos rins.

A próxima medida é tomar cuidado com o fígado, porque é o órgão mais provável de enfraquecer depois dos rins. É precário pensar que na língua Japonesa, a expressão "fígado e rim" significa "mais importante". Por exemplo, quando uma pessoa Japonesa quer dizer que é mais importante receber uma boa educação na sociedade, ela usará a expressão Japonesa: "Receber uma boa educação na sociedade é tão importante quanto o fígado e os rins no corpo humano."

Existem ervas Chinesas para tornar os rins e o fígado mais fortes, como foi mencionado no Capítulo 8: ALIMENTOS TÔNICOS *YANG*, mas quais alimentos podem aumentar a força dos rins e do fígado e fazê-los durar mais tempo? Em geral, os alimentos azedos são bons para o fígado e os alimentos salgados são bons para os rins. Entretanto, existe um outro princípio importante na Medicina Chinesa que realizará isto. É sensato fazer uso dos órgãos internos de animais para se fortalecer, o que significa comer rins e fígado de animais para fortalecer seus órgãos internos.

18 Enfrentando Efetivamente as Doenças da Velhice

De acordo com as estatísticas Chinesas compiladas recentemente, entre as doenças que atacam as pessoas idosas mais freqüentemente, a hipertensão está no topo da lista, seguida pela traqueíte crônica, coronariopatia e câncer. É relatado que 92,5% das pessoas idosas sofrem de pelo menos uma das doenças mencionadas. Subentende-se que tais doenças também atacam igualmente as pessoas mais jovens. E além disso, as causas originais são derivadas de fatores que têm ocorrido em estágios iniciais da vida. Portanto, é sensato prevenir tais doenças enquanto ainda é jovem.

Não há dúvida de que a doença e o processo de envelhecimento estão relacionados intimamente, tanto que algumas pessoas acreditam que o próprio envelhecimento é uma doença. De fato, não apenas a doença pode acelerar o processo de envelhecimento, é freqüentemente a causa de morte, e poucas pessoas morrem sem sofrer de alguma doença. Numa pesquisa na qual uma autópsia foi conduzida para determinar a causa de morte de 40 pessoas que morreram entre 90 e 99 anos de idade, foi descoberto que apenas três delas morreram de causas indeterminadas.

Um grupo de médicos Chineses em Beijing conduziu um estudo de 106 pessoas acima de 90 anos de idade. Os resultados mostraram que 58 delas não tinham nenhuma doença e o restante sofria de doenças crônicas, entre elas 12 com hipertensão, 2 com coronariopatias, 4 com arritmia cardíaca (ação irregular do coração), 8 com gastrite crônica, 7 com traqueíte crônica, 3 com colecistite crônica (inflamação da vesícula biliar), 6 com catarata senil, 5 com artrite reumática, 2 com prurido cutâneo senil (coceira de pele) e 1 com concussão senil.

Entre 88 centenários examinados, 18 tinham hipertensão, 7 sofriam de coronariopatias, com a taxa de incidência de doenças cardiovasculares sendo responsável por 36,24%, seguida de 10 casos de traqueíte crônica, a qual foi responsável por 14,49%, 2 casos de doenças do pulmão e do coração, 6 casos de fratura antiga, 14 casos de outras doenças, com 31 casos basicamente em bom estado de saúde. Este estudo também indicou que 17 dos 88 centenários examinados morreram dentro de 6 meses; entre eles 8 casos morreram de doenças cardiovasculares, a qual foi responsável por 47,1%, 6 de enterite e desidratação, 2 de infecções e paraplegia e apenas um de causa indeterminada.

Isto aponta para o fato de que pessoas idosas, incluindo os centenários, normalmente não morrem de velhice – eles morrem de doenças. Geralmente falando, 54,8% daqueles que vivem além dos 90 anos de idade morrem sem doença; 35,2% dos centenários morrem sem doença. Este exemplo demonstra que aqueles que estão livres de doenças terão uma chance melhor de desfrutar da longevidade. E embora a maioria dos centenários sofra de doenças de tipos variados, as suas doenças são relativamente menores e na maioria dos casos, não são nem mesmo informados sobre elas.

Em resumo, é um fato de que as doenças aceleram o processo de envelhecimento e encurtam a expectativa de vida. Por outro lado, o processo de envelhecimento causará o início do ataque de doenças que freqüentemente causa morte. Portanto, a prevenção é melhor do que a cura, a qual é universalmente verdadeira. Os alimentos apresentados neste livro são designados para prevenir doenças de modo que se possa permanecer em bom estado de saúde, retardar o processo de envelhecimento e desfrutar da longevidade. A seguir estão as curas alimentares para 11 das doenças mais comuns e as condições que afetam as pessoas idosas.

Resfriado Comum

Virtualmente todo mundo pega resfriado de vez em quando, e já que os sistemas imunológicos das pessoas idosas têm se tornado enfraquecidos, elas são mais suscetíveis ao ataque do resfriado comum.

Em geral, o resfriado comum em si não é tão perigoso quanto as suas complicações em potencial, como indicado num provérbio Chinês de que "o resfriado comum é a causa de uma centena de doenças." Isto é particularmente verdadeiro entre as pessoas idosas, porque quando elas sofrem de resfriados comuns muito freqüentemente, pode ser um sinal perigoso de que algo está seriamente errado nos seus sistemas imunológicos, e medidas devem ser tomadas para corrigir isto imediatamente.

Os sintomas do resfriado comum entre as pessoas idosas usualmente não incluem febre alta; como substituto, sintomas gerais envolvendo todo o corpo são observados, incluindo dores de cabeça, dores no corpo, sensações de frio, congestão nasal e tosses.

É desejável induzir a transpiração no tratamento de resfriado comum quer seja por alimentos ou por ervas, particularmente quando os pacientes apresentam febre alta; mas a transpiração excessiva poderia enfraquecer o organismo e pode causar um colapso da energia corpórea. Portanto, quando você sente sensações de secura na boca, prepare um pouco de água com apenas uma pequena quantidade de sal e açúcar, e beba. Os pacientes Chineses são afeiçoados em preparar água com sal-açúcar e ameixa azeda em conserva, a qual contém sal c açúcar.

Traqueíte Crônica

A traqueíte crônica está muito freqüentemente associada aos ataques freqüentes do resfriado comum; por isso, é necessário prevenir o resfriado comum na prevenção de traqueíte crônica.

Existem muitos remédios herbais Chineses disponíveis para o tratamento da traqueíte crônica, mas a seguir está uma receita de cura alimentar conveniente que você pode preparar em casa, chamada "receita das quatro sementes do ovo de galinha".

Moa 100g de noz-do-Japão, 100g de sementes de damasco doce, 200g de nozes e 200g de amendoins até tornarem-se um pó fino. Misture 20g do pó com um ovo de galinha em uma xícara de água, e leve ao fogo. Beba quente de uma vez só toda manhã por 6 meses. Comece esta receita no outono, já que as pessoas em geral são mais suscetíveis ao ataque de traqueíte nesta estação, e continue até o início da primavera do ano seguinte. Esta receita é boa tanto para a prevenção como no tratamento de traqueíte crônica em todos os pacientes. É igualmente boa para asma e enfisema (distensão anormal dos pulmões).

Coronariopatia

É verdadeiro que o diagnóstico de coronariopatia é o trabalho de um médico medicinal, mas a sua prevenção é responsabilidade do paciente. Comer os alimentos certos é um bom modo de prevenir a coronariopatia. Os alimentos que podem abaixar o nível de colesterol são beringela, alho, aipo, tomates, cebolas, tipo de alga marinha e “hawthorn fruits”, os quais devem ser consumidos de forma regular. Os alimentos que possuem um nível de colesterol baixo são os feijões, pães, todos os grãos e ervilhas, os quais podem ser consumidos mais freqüentemente. Os alimentos que possuem um nível de colesterol alto são carne de boi, manteiga, fígado, lingüiças e camarão, os quais devem ser evitados tanto quanto possível.

A coronariopatia está freqüentemente associada com muitas outras doenças, incluindo hipertensão, pressão sangüínea baixa e diabetes. A prevenção de tais doenças também é útil na prevenção de coronariopatia.

Uma receita simples para tratar coronariopatia é misturar uma proporção de 3:50 de açafroa a vinho de arroz. Foi descoberto ser efetivo em 79 a 85% dos casos, altamente efetivo em 45% dos casos, com melhora no eletrocardiograma em 68% dos casos.

Ou, ferva 30g de folhas de nogueira-do-Japão para beber como chá regularmente. Foi descoberto ser efetivo em 55 a 75% dos casos, altamente efetivo em 25 a 35% dos casos, com melhora no eletrocardiograma em 17 a 50% dos casos. Para reduzir o nível de colesterol, faça um chá com “hawthorn fruits” ou folhas de lótus, na quantidade de 15 a 30g cada. Ou, beba chá normal de forma regular.

Faça um chá com folhas de caqui e beba regularmente. Os Chineses apanham as folhas macias próximo do fim de julho ou de setembro. Amarre as folhas junto com uma vareta de bambu e coloque-as em água a 80 a 90°C por meio minuto. Então remova as folhas da água para secar num local arejado e com sombra. Esmague-as quando estiverem secas, e elas estarão prontas para serem usadas como folhas de chá. Use 10g para fazer chá e beba regularmente.

De acordo com uma reportagem, 100g de folhas de caqui contêm 2.700mg de vitamina C. Um consumo prolongado de folhas de caqui abaixará o nível de colesterol, amolecerá os vasos sangüíneos e prevenirá a coronariopatia causada por arteriosclerose e a hipertensão. Este remédio também é efetivo para insônia e edema.

Hipertensão (Pressão Sangüínea Alta)

O paciente deveria estar numa dieta de baixo sal, baixa gordura e baixa caloria. A pressão sangüínea de animais de laboratório se eleva quando lhes é dada uma dieta com alto teor de sal. E a taxa de incidência de hipertensão entre as pessoas idosas no distrito de Tong Nan tem sido descoberta por ser mais alta do que em outras regiões da China. Isto é atribuído ao fato de que as pessoas neste distrito geralmente consomem mais sal do que as pessoas no resto do país.

Coma mais alimentos que possam reduzir a pressão sangüínea, tais como maçãs, aspargos, aipo, figos, alho, "hawthorn fruits", mamão, caqui e tomates. Além disso, coma mais alimentos ricos em proteína, tais como peixe e feijões-de-soja.

Cozinhe cogumelos pretos, cebolas e alho juntos e coma nas refeições regularmente. Isto pode agir contra a arteriosclerose e prevenir a trombose cerebral (a formação de um coágulo sangüíneo ou de um trombo cerebral).

Moa raízes de árvore de chá até tornarem-se pó. Tome 20g do pó com água duas vezes diariamente por um mês como um curso de tratamento. Quatro instituições médicas na China usaram este método para tratar 140 casos de hipertensão e coronariopatias causadas pelos altos níveis de colesterol, o qual produziu bons resultados.

Misture o pó de "mung beans" com bile de porco em uma proporção de 1:2 de pó de "mung beans" para bile de porco. Deixe-o secar ao sol, e então moa até tornar-se pó. Tome 4g do pó três vezes diariamente para abaixar a pressão sangüínea.

Prepare alga marinha e folhas para secar ao sol; então moa até tornarem-se pó. Tome 7g de pó de alga marinha com água cada dia, dividido em três dosagens por 1 a 3 meses como um curso de tratamento. Ou, cozinhe alga marinha e coma regularmente nas refeições. A alga marinha não pode apenas reduzir a pressão sangüínea, ela também contém fibras em abundância que são boas para a prevenção do câncer de cólon.

Esmague 10 "hawthorn fruits" frescas, adicione açúcar em pedra, ferva em água e beba como chá. Ou, coma 10 "hawthorn fruits" frescas diariamente. As "hawthorn fruits" podem abaixar os níveis de colesterol e também amolecer os vasos sangüíneos e reduzir a pressão sangüínea.

Coma pelo menos três maçãs por dia para ajudar a reduzir a pressão sangüínea. Experiências têm indicado que as maçãs podem elevar a pressão sangüínea quando ela está muito baixa, e também reduzir a pressão sangüínea quando ela está muito alta. Isto é chamado de "regulação da pressão sangüínea" na Medicina Chinesa.

Ferva caules e folhas de amendoim em água, 30g de cada, e beba como chá para reduzir a pressão sangüínea alta. Um pesquisador Chinês descobriu isto para ser efetivo em 85% dos casos.

Pressão Sangüínea Baixa

Coma alimentos que possam elevar a pressão sangüínea, tais como maçãs e limões-doces. Os limões-doces também podem reduzir os níveis de colesterol.

Tradicionalmente, quando um paciente desmaiava devido a uma pressão sangüínea baixa, um médico Chinês derramaria caldo de ginsém dentro da boca do paciente como medida de primeiros-socorros, a qual tinha provado ser efetiva.

Misture junto 9g de cada de ramos e casca de canela e alcaçuz processado para fazer chá. Beba-o freqüentemente por 10 a 20 dias como um curso de tratamento. Uma pesquisa indicou que entre 38 casos de pressão sangüínea baixa tratados por este método, todos mostraram bons resultados. A Instituição Shangai de Medicina Chinesa também descobriu que esta fórmula é efetiva, e ela foi atribuída ao fato de que pode aumentar a contração dos músculos do coração e melhorar a circulação sangüínea. Ela eleva a quantidade de sangue que flui através dos capilares, resultando numa elevação da pressão sangüínea. Além disso, quando o alcaçuz é tomado por si mesmo, também pode causar uma elevação da pressão sangüínea.

Algumas vezes o paciente não pode manter a pressão sangüínea normal depois dela ter sido elevada por vários métodos. Se este é o caso, e se o paciente apresenta sintomas tais como pulso fraco, perda de peso, sensações de frio, impotência nos homens e urinação freqüente durante a noite, experimente o seguinte remédio: Prepare 0,3g de pó de chifre de veado (disponível nas lojas de ervas Chinesas), misture o pó com um ovo de galinha e vaporize-o, coma um ovo logo pela manhã todos os dias por 15 a 30 dias como um curso de tratamento. Isto não deveria ser continuado por um longo período de tempo, particularmente se o paciente já tem hipertensão.

Gastrite Crônica

Evite alimentos que são muito frios, muito azedos, muito fortes ou muito quentes. Coma com moderação e num horário fixo. Preste mais atenção para os alimentos ricos em vitamina B_{12} para prevenir a anemia perniciosa, alimentos ricos em vitamina A para prevenir a gastrite atrófica e alimentos altamente protéicos para prevenir a atrofia de mucosa e acelerar a cicatrização.

Na Medicina Chinesa, a gastrite crônica é dividida em dois tipos distintos: deficiência *Yin* de estômago e deficiência fria de estômago. No tipo de deficiência *Yin* de estômago, é mais provável que o paciente apresente sede, lábios secos, apetite pobre ou fome excessiva, eliminação de fezes secas, distensão abdominal após as refeições, ou dor estomacal ardente. No tipo de deficiência fria de estômago, é mais provável que o paciente apresente dor abdominal, fadiga, membros frios e vômito.

Um paciente que sofre de deficiência *Yin* de estômago deveria comer e beber mais tônicos *Yin*, incluindo alimentos, tais como coalhada de feijão, açúcar mascavo, queijo, tâmaras, figos, maltose, leite, ervilhas, geléia real e tomates. Uma erva comumente usada como um tônico *Yin* é a fruta do espinheiro de casa branca (também chamada de frutas sinforinas Chinesas). Um paciente que sofre do tipo de deficiência fria de estômago como gastrite crônica deveria comer mais tônicos energéticos, incluindo carne de boi, galinha, mel, tâmaras vermelhas e pretas, cogumelo shiitake, batatas e abóbora; e rins, lagosta, framboesas, camarão, morangos e nozes, as quais são consideradas tônicos *Yang*.

PROSTATOMEGALIA (AUMENTO DA GLÂNDULA PROSTÁTICA)

A prostatomegalia ataca a maioria dos homens de meia idade ou na velhice. Estatísticas mostram que 70% dos homens entre 60 e 70 anos de idade sofrem desta doença, a qual é freqüentemente uma extensão da prostatite crônica (inflamação da glândula prostática).

No caso de urinação freqüente e falta de força na eliminação da urina, tome tônicos energéticos. Além disso, a prostatomegalia ocorre devido à fraqueza renal de acordo com a Medicina Chinesa; portanto, alimentos tônicos renais devem ser usados.

ÚLCERAS PÉPTICAS

Evite comer demais ou alimentos que são muito frios, muito quentes ou muito azedos. Comer freqüentemente em pequenas quantidades é melhor do que comer três refeições amplamente espaçadas. Se isto não for possível devido aos horários de trabalho, coma lanches entre as refeições para reduzir a fome excessiva, a qual pode provocar o início das úlceras pépticas.

Evite alimentos quentes e condimentados, incluindo álcool, pimenta-caiena, café, mostarda, chá, chocolate e bebidas de cola, as quais estimulam a secreção de ácido gástrico.

De acordo com uma pesquisa, os alimentos que contribuem para a cicatrização das úlceras pépticas incluem gengibre fresco, feijões-de-soja, "mung beans", mel, batatas, açúcar branco e óleo de amendoim.

Em um relatório clínico, alcaçuz, mel e cascas de laranjas secas foram usadas para tratar 66 casos de úlceras pépticas. Os resultados mostraram que a dor desapareceu dentro de 3 a 4 dias de tratamento em 90,9% dos casos, com uma correspondente diminuição na náusea, vômito e arroto.

DIABETES MELITO

A diabetes melito foi registrada na história médica Chinesa já no século VIII quando um médico Chinês na Dinastia Tang (618–907) mencionou que um diabético freqüentemente apresenta três sintomas básicos: produção de urina excessiva, fome e sede. Esta descrição é perfeitamente consistente com o entendimento moderno da doença na medicina Ocidental. Logo depois, um outro sintoma foi adicionado à lista: açúcar na urina.

Os registros históricos Chineses indicaram que muitos pensadores Chineses muito populares no passado tinham diabetes, incluindo o imperador HAN WU-DI (156–87 a.C.), um dos maiores escritores da China, SIMA XIANGRU (179–117 a.C.), um dos maiores poetas da China, DU FU (712–770 d.C.), e um filósofo importante da China, HAN YU (768–824 d.C.).

A incidência de diabetes na China subiu dramaticamente na década passada. De acordo com uma reportagem de Shangai, o aumento mais significante está entre as pessoas acima dos 40 anos de idade. Os diabéticos idosos usualmente não possuem sintomas aparentes de sede excessiva, urinação, ou fome; como substituto, eles são caracterizados por hiperglicemia (açúcar em excesso no sangue) e glicosúria (açúcar na urina).

De acordo com a medicina Ocidental, a causa básica da diabetes ainda é desconhecida, mas a causa direta é a deficiência de células β no pâncreas para secretar insulina, a qual pode ser devido a um distúrbio genético ou inflamação, ou invasão maligna do pâncreas. Por esta razão, as crianças de famílias com uma história de diabetes devem tomar medidas para preveni-la o mais cedo possível, assim como não comer alimentos doces, não fumar ou beber bebidas alcoólicas e evitar fadiga e tensão mental.

Quando uma pessoa mostra sinais de diabetes, particularmente na idade avançada, é benéfico tomar 60g de pó de inhame com água todos os dias. Quando um diabético apresenta níveis anormais de açúcar no sangue ou na urina, as ervas para serem tomadas incluem ginsém Chinês, Coreano e Ocidental. Tome 6g de pó de ginsém diariamente. Ou, misture pó de ginsém com pó da fruta do espinheiro de casca branca na proporção de 1:3, e tome 10g do pó diariamente.

Ou, asse um pâncreas de porco e moa-o até tornar-se pó. Tome 6g do pó duas a três vezes diariamente.

Coma alimentos tais como cebolas, alho, gomos de cogumelos comuns e cenouras, os quais são capazes de abaixar o nível de açúcar no sangue, de acordo com a teoria da Medicina Chinesa. Além disso, pesquisas indicam que farelo de trigo, milho, goiaba e enguia podem ser usados como um remédio para tratar diabetes.

Prepare um pouco de abóboras amargas e as deixe secar ao sol; então moa até tornarem-se pó. Tome 6g do pó três vezes diariamente, o que é bom para casos leves de diabetes. Além disso, apanhe folhas de goiabeira e seque-as ao sol. Esmague as folhas e adicione água quente para beber como chá.

OBESIDADE

Indivíduos que estão 20 a 30% acima da média do peso para sua idade, sexo e altura são considerados obesos. Existem dois tipos gerais de obesidade: exógena, a qual é causada pelo consumo alimentar excessivo e é freqüentemente chamada obesidade simples ou obesidade nutricional; e endógena, a qual é causada por distúrbios internos das glândulas endócrinas ou por metabolismo.

A obesidade tem um grande acordo para fazer com os fatores genéticos, e por esta razão, as crianças de famílias com uma tendência à obesidade deveriam tomar medidas o mais cedo possível para evitar a sua ocorrência, comendo de forma moderada e fazendo exercícios regularmente.

Uma pessoa obesa deveria estar numa dieta restrita de calorias, e evitar comer lanches e refeições gordurosos ou beber sucos de fruta em excesso. Elas deveriam comer mais produtos à base de feijões-de-soja, verduras frescas e carnes magras. Selecione alimentos *Yang* para aumentar a produção de energia, porque *Yang* é ativo e pode elevar a velocidade metabólica basal; evite alimentos *Yin*, os quais podem aumentar a quantidade de energia fornecida.

Os buscadores Chineses da longevidade acreditam na alimentação moderada como um significado de alcançar a longevidade. O que se come para o jantar é considerado muito mais crucial para a obesidade, porque normalmente não se faz exercícios ou trabalha-se pesado após o jantar. As pessoas consomem muito menos energia enquanto estão dormindo, freqüentemente resulta numa acumulação excessiva de gorduras no organismo.

De acordo com a teoria da Medicina Chinesa, uma pessoa obesa produz muito catarro e sofre de deficiência de energia. A fim de tratar a obesidade, é necessário eliminar os fatores que contribuem para a produção de catarro e aumentar a energia orgânica. Selecione tônicos energéticos e alimentos para eliminar o catarro.

Câncer

O câncer está ameaçando as vidas de muitas pessoas no mundo. As curas e prevenções para o câncer têm se tornado a mais séria tarefa e que confrontam com os cientistas médicos, e é merecedor apontar que os cientistas médicos Chineses e Ocidentais têm tentado combater os cânceres nos seus próprios meios tradicionais. Os cientistas Ocidentais têm desenvolvido a cirurgia, terapia por radiação e quimioterapia, enquanto os Chineses têm usado armas tradicionais como ervas, acupuntura, alimentos e exercício.

Índice Remissivo

D

E

F

G

N

O

P

Q

R

T

U

V

Impresso pelo Depto Gráfico do
CENTRO DE ESTUDOS VIDA E CONSCIÊNCIA EDITORA LTDA
R. Santo Irineu, 170 / F.: 549-8344

[illegible] impresso pelo Depto [illegible]
CENTRO DE ESTUDOS A VIDA É [illegible] EDITORA LTDA
R. [illegible], [illegible]